Bettina Horster · Gesa A. Linnemann · Linda-Elisabeth Reimann

DAS ALTERSHEIM KANN WARTEN

Bettina Horster · Gesa A. Linnemann
Linda-Elisabeth Reimann

DAS ALTERSHEIM KANN WARTEN

Neue digitale Wege
für ein selbstbestimmtes und
sicheres Leben im Alter

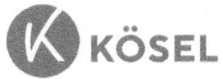

Penguin Random House Verlagsgruppe FSC® N001967

Copyright © 2024 Kösel-Verlag, München,
in der Penguin Random House Verlagsgruppe GmbH,
Neumarkter Str. 28, 81673 München
Redaktion: Ralf Lay
Umschlag: zero-media.net, München
Umschlagmotiv: FinePic®, München
Satz: Satzwerk Huber, Germering
Druck und Bindung: GGP Media GmbH, Pößneck
Printed in Germany
ISBN 978-3-466-34823-7

www.koesel.de

Inhalt

Kapitel 1
WAS IST »DAS ALTER«?
EINE ORIENTIERUNG

Was ist »das Alter«? Vielleicht denken Sie jetzt, was das denn bitte für eine komische Frage ist, denn jeder weiß doch schließlich, was das Alter ist. Aber ist das wirklich so? Gönnen wir uns einen zweiten Gedanken. Wenn Sie sich eine ältere Person vorstellen, was geht Ihnen durch den Kopf? Denken Sie an Jane Fonda, Iris Berben und Sky du Mont. Oder haben Sie abstrakte Stereotypen von beigefarbenen Jacken mit zu vielen Taschen im Kopf? Und wo wir schon dabei sind, ab wann beginnt das Alter überhaupt für Sie? Mit sechzig, siebzig, achtzig oder doch erst mit neunzig Jahren? Und was ist, wenn Sie dieses Alter einmal erreicht haben? Sind Sie selbst dann auch alt, oder ist das eine Zuschreibung, die immer nur für die anderen gilt?

In einem unserer Gespräche erzählte uns eine Frau von einer Äußerung ihrer – wohlgemerkt 92-jährigen – Großmutter, die für zwei Wochen zur Kurzzeitpflege im Seniorenheim gewohnt hatte. Auf die Frage, wie es ihr denn dort gefallen habe, antwortete sie: »Das war nichts für mich, da waren nur alte Leute!« Darüber haben wir im ersten Moment natürlich gelacht. Doch versuchen Sie sich einmal vorzustellen, wie Sie sich selbst mit

92 Jahren sehen. Wenn Ihnen das schwerfällt, grämen Sie sich nicht. Sie sind weder pessimistisch, noch mangelt es Ihnen an Vorstellungsvermögen. Den meisten Menschen geht das so. Genauso wie man sich als Kind nicht vorstellen konnte, irgendwann mal erwachsen zu werden, und wie das gefühlte ohnehin meist nie mit dem tatsächlichen biologischen Alter übereinstimmt, ist es auch schwierig, sich selbst in einem so betagten Alter vorzustellen.

Vielleicht haben Sie sich bei dem kleinen Gedankenexperiment auch direkt gedacht: »So alt möchte ich aber auch nur werden, wenn es mir dabei gut geht!« Aber was heißt das konkret? Was verstehen Sie, was verstehen wir und was versteht die Gesellschaft unter dem Alter, und was bedeutet »gut gehen« in diesem Zusammenhang?

Die Frage nach dem Alter steht also nicht ohne Grund am Anfang dieses Buches, denn das, was wir gesellschaftlich und persönlich unter dem Alter verstehen, kann sehr verschieden sein. Sicher denkt kaum eine oder einer von Ihnen bei der Frage nach dem Alter an eine extravagante ältere Dame mit einem knallpinken Kunstfellmantel, der kaum ohne das nötige Selbstbewusstsein getragen werden kann. Aber im Alter gibt es knallpinke Mäntel genauso wie beigefarbene Funktionsjacken. Wenn man sich die Schuhmode für die älteren Menschen ansieht, kann man beobachten, dass in den meisten Fällen alles schön bequem sein muss. Das Aussehen ist zweitrangig und die Verwirklichung individueller Vorlieben quasi obsolet. Es scheint unmöglich zu sein, ebendiese individuellen Vorlieben beim Aussehen und die erforderliche Funktion zu vereinen. Aber passt das noch zum heutigen Selbstverständnis von älteren Menschen?

Berben, Fonda und du Mont sind schick, und das ist ebenso okay wie ein älterer Mensch in Gesundheitsschuhen und funktioneller Kleidung, denn schließlich sind wir alle verschieden, haben andere Vorlieben, eine einzigartige Persönlichkeit und einen anderen Geschmack. Diese Individualität hört ja nicht auf, wenn man ein bestimmtes Alter erreicht hat oder weil andere Menschen einem das Attribut »alt« zuschreiben.

Deswegen ist es auch nur zu verständlich, dass ältere Personen so wenig Begeisterung zeigen, wenn Angehörige von einem Umzug in ein Seniorenheim sprechen. Denn dort mangelt es oftmals an jeglicher Individualität: Essenszeiten sind vorgeschrieben, Zimmer sind immer zugänglich für das Pflegepersonal, und die meist weiße bis hellbraune Einrichtung entspricht ebenfalls nicht dem Geschmack jeder Person. Zudem erfolgt dort eine Absonderung von älteren Menschen auf eine Art und Weise, welche die Angst oder zumindest Skepsis vor diesen Einrichtungen mehr als verständlich macht.

Bitte verstehen Sie uns an dieser Stelle nicht falsch: Das soll ausdrücklich keine Kritik am Pflegepersonal oder an den Angehörigen sein, die aus persönlichen Gründen keinen anderen Weg sehen, als ihre Eltern oder Großeltern in Seniorenheimen unterzubringen. Und wir verstehen auch die Vorteile bezüglich Nützlichkeit, Einfachheit und Sparsamkeit, die aufgrund vieler struktureller Probleme momentan schlicht und ergreifend nötig sind und zu ebendiesem Verlust an Individualität führen. Dennoch ist es ein Fakt, dass der momentane Aufbau und die Ausstattung dieser Einrichtungen häufig nicht zeitgemäß oder ansprechend sind. Dementsprechend ist es kein Wunder, wenn fast alle älteren Menschen es bevorzugen, so lange wie möglich in ihren eigenen vier Wänden so individuell, frei und autonom zu leben, wie es eben geht und wie es für alle Beteiligten vertretbar ist.

Genau an dem Punkt soll Ihnen dieses Buch einen Mehrwert bieten. Wir möchten aufzeigen, welche technischen Möglichkeiten es inzwischen gibt, um älteren Menschen diesen bevorzugten Lebensstil zu ermöglichen. Wir werden dabei in den einzelnen Kapiteln unterschiedliche Schwerpunkte setzen, die Technologie dahinter verständlich erklären und anhand verschiedener Beispiele und Erfahrungswerte aus unserer praktischen Arbeit einordnen, inwiefern bestimmte Technologien von Vorteil sein können. Natürlich müssen wir dabei ehrlich bleiben; daher sprechen wir auch Hürden und Probleme an, die in Zukunft noch zu meistern sind. Allerdings hoffen wir, einen Beitrag dazu zu leisten, dass am Ende niemand mehr einfach sagt oder denkt: »Die Alten sind doch alle gleich und gehören in ein Seniorenheim!«

Nebenbei bemerkt, wäre das auch aus rein egoistischer Perspektive ziemlich kurzsichtig, denn – und sicher haben Sie es selbst schon bemerkt – wir werden alle älter. Das jedenfalls steht schon bei unserer Geburt fest und macht uns in einem gewissen Maß gleich. Allerdings sind wir nicht nur im Alter individuell, sondern auch der Weg dahin, also *wie* wir altern, ist für jeden Menschen anders. Dabei bestimmt eine Vielzahl von Faktoren – die Lebenssituation, der Lebensstil, die Umwelt, die genetische Veranlagung und so weiter –, wie genau und wie schnell dieser Prozess im Detail abläuft. Es ist also vollkommen falsch, anzunehmen, dass alle Menschen in gleicher Weise altern.

Zur Verdeutlichung dieses Umstands werden wir Ihnen Personen vorstellen, die uns an unterschiedlichen Stellen begegnet sind. Diese Beispiele aus unserem (Berufs)alltag haben natürlich andere Namen bekommen und wurden teilweise um einige Details verändert. Sie stehen jedoch exemplarisch für die Unterschiede und jeweiligen Herausforderungen, aber auch für die Chancen, die uns allen im Alter begegnen.

Bevor wir Sie mit diesen Menschen bekannt machen, möchten wir zunächst die Eingangsfrage »Was ist ›das Alter‹?« kurz aus wissenschaftlicher Sicht beantworten. Professor Dr. Adelheid Kuhlmey von der Charité in Berlin sagte dazu im Jahr 2017 in einem Interview: »Biologisch definieren wir, dass ein Mensch alt ist, wenn die Hälfte seiner Geburtskohorte bereits verstorben ist. Daran sehen Sie, dass heute weder die 60- noch die 70-Jährigen alt in diesem Sinne sind. Bei heutiger Lebenserwartungssituation kann, der Definition folgend, ein Mensch als alt bezeichnet werden, wenn er über dem 80. Lebensjahr ist. In der Gerontologie unterscheiden wir zwischen dem dritten und dem vierten Alter. Also die 60- bis 85-Jährigen, die wir eher als die jungen Alten bezeichnen und die über 85-Jährigen als die alten Alten, die Hochbetagten.«[1]

Damit haben wir zumindest schon einmal konkrete Altersangaben, doch für unser allgemeines Verständnis hilft das nur wenig. Betrachtet man das Alter aus einer historischen Perspektive, erkennt man schnell, dass negative Vorurteile, die viele Menschen mit älteren Personen verbinden, kein Zufall sind. Lange stand in der Gerontologie – der wissenschaftlichen Forschung zum Alter – das sogenannte »Defizitmodell des Alterns«[2] im Vordergrund. Wie der Name schon vermuten lässt, befasst sich diese Theorie maßgeblich mit altersbedingten Abbauprozessen, die sowohl auf körperlicher als auch auf kognitiver Ebene stattfinden.[3] Stereotype, die daraus hervorgehen, führen dazu, dass älteren Menschen weniger zugetraut wird, sie nicht mehr mit einbezogen oder sogar abwertend behandelt werden.

Ebendies hat auch eine kürzlich erschienene Studie zur Altersdiskriminierung gezeigt. In der Studie wurden 2000 Personen zu verschiedenen altersbezogenen Themen befragt, die deutlich machen, wie tief altersbezogene negative Einstellungen verwurzelt sind. In der Studie war eine Mehrheit der Befragten der Meinung, dass ältere Beschäftigte Positionen für jüngere Beschäftigte aufgeben sollten und sie keinen innovativen Beitrag für die Gesellschaft leisten würden.[4]

Natürlich kann nicht geleugnet werden, dass beim Menschen zwangsläufig Abbauprozesse stattfinden. Diese können zwar durch Aktivierung oder einen gesunden Lebensstil verlangsamt werden, aber ganz aufhalten können wir sie nicht. Allerdings wäre es auch zu wenig, sich mit dieser defizitorientierten Sichtweise zufriedenzugeben und als Fazit zu ziehen: »Okay, ich werde alt, alles wird schlechter, und dann sterbe ich. That's it.«

Unser Anliegen ist es, das Sichtfeld aufzuziehen und größer zu machen. Weder Resignation noch völlig überkommene Altersbilder sind ein guter Ansatz. Das Alter ist, genau wie das Leben an sich, eine Herausforderung, die es zu meistern gilt – ein Prozess, der uns auffordert, uns mit uns selbst auseinanderzusetzen. Das ist manchmal anstrengend, kann aber auch unfassbar schön sein. Der gesellschaftliche Diskurs und unsere persönlichen Einstellungen sollten stärker die Chancen des Alters in den Vordergrund stellen. Und insbesondere in der heutigen Zeit eröffnen technische Errungenschaften und Entwicklungen im Alter immer mehr Handlungs- und Gestaltungsmöglichkeiten.

In der Gerontologie ist es schon länger so, dass man die defizitorientierte Sicht auf das Alter ad acta gelegt hat und den Fokus auf mögliche Ressourcen im Alter richtet. Damit kann sich nach und nach ein ganz anderes Verständnis von Alter durchsetzen. Entsprechende Theorien sind alle im 20. Jahrhundert entstanden und demnach deutlich moderner als der defizitorientierte Ansatz. Doch die eigentliche Idee dahinter – der Fokus auf die Möglichkeiten, die das Alter bietet – ist schon viel älter und geht bis auf Cicero zurück.[5] Cicero, ein Philosoph und Staatsmann der römischen Antike, gilt als Begründer des aktiven Alterns und, betrachtet man den wissenschaftlichen Diskurs des letzten Jahrhunderts, ist damit auf jeden Fall ein Vorreiter für ein modernes Verständnis des Alter(n)s.

Das, was wir mithilfe von neuen Technologien erreichen wollen – Selbstbestimmtheit, Autonomie und Freude –, ist also auch schon in *Theorien zum Altern* zu finden, die zu einer Zeit entstanden sind, in der solche Möglichkeiten noch gar nicht existierten. Einige dieser wissenschaftlichen Ansätze, die unsere Idee beziehungsweise Sichtweise vom Alter stützen, sind in der Übersicht kurz skizziert.

Theorien zum Altern

Aktivitätstheorie

Wie der Name schon sagt - und in Anlehnung an Cicero - ist »Aktivität« das Schlüsselwort zum Verständnis dieser Theorie. Ursprünglich wurde sie 1949 und 1953 von zwei Forscherteams entwickelt,[6] die davon ausgingen, dass jedes Alter Potenziale bietet, um sich aktiv in die Gesellschaft einzubringen, beispielsweise wenn Personen nach ihrem Berufsleben in anderen für sie selbst erfüllenden Lebensbereichen aktiv bleiben. Zwanzig Jahre später wurde dieser Ansatz durch den Aspekt der sozialen Eingebundenheit ergänzt.[7] Am zuträglichsten für eine hohe Lebenszufriedenheit im Alter ist es demnach, sich aktive und sozial eingebundene Tätigkeiten zu suchen, wie zum Beispiel viel Zeit mit der Familie oder Freunden zu verbringen oder eine ehrenamtliche Tätigkeit aufzunehmen.

Disengagementstheorie

Der Ansatz der Disengagementstheorie ist ein bisschen anders. Dem Engagement, also dem intensiven Einsatz für eine Sache, wird hier die Silbe »Dis« vorangestellt, die ebendieses Engagement verneint. Das »Nichtengagieren« steht im Mittelpunkt und damit im Gegensatz zur Aktivitätstheorie. Die Theorie geht davon aus, dass älteren Menschen bewusst ist, nicht mehr so jung und fit zu sein wie früher, und dass sie sich deswegen aus gesellschaftlichen Funktionen zurückziehen. Wenn dieser Rückzug mit den Erwartungen der Gesellschaft oder Familie übereinstimmt und akzeptiert werde, dann erhöhe das die Lebenszufriedenheit.[8] Dieser von manchen als extrem empfundene Ansatz aus dem Jahr 1961[9] wurde von einem Team 1963[10] weiterentwickelt und in seiner Aussage abgeschwächt.

Kontinuitätstheorie

Die letzte und »modernste« Theorie, die hier Erwähnung finden soll, ist die Kontinuitätstheorie, die gleichzeitig auch eine generelle Entwicklungstheorie ist, da sie auf dem Entwicklungskonzept des Psychologen Erik H. Erikson aus dem Jahr 1982 beruht. Der Gerontologe Robert C. Atchley hat diese Theorie im Jahr 1989 entwickelt und ging dabei von einem generellen Bedürfnis nach Kontinuität aus.[11] Dies bedeutet für manche Menschen einen Rückzug in die Häuslichkeit und für andere die Aufrechterhaltung von Aktivität, je nachdem, welche individuellen Vorlieben schon vorher ausgeprägt waren.

Falls Sie sich jetzt fragen, welche Theorie denn nun stimmt, dann ist es wie so häufig in der Wissenschaft, dass es keine eindeutige Antwort gibt. Das mag zunächst unbefriedigend sein, liegt jedoch nicht an einer mangelhaften Recherche, sondern an den grundlegend unterschiedlichen Ansätzen und Grundverständnissen. Am ehesten kann die Kontinuitätstheorie als Nachfolgemodell der beiden erstgenannten Theorien gesehen werden. Gleichzeitig haben wir schon darauf hingewiesen, dass es niemals einfach »die Alten« gibt, da jeder Mensch unterschiedliche Faktoren mitbringt, die dazu führen, dass im individuellen Fall eine der genannten Theorien eher Anwendung finden kann als eine andere. Dazu gehören Umstände wie der individuelle Gesundheitszustand, die Persönlichkeit beziehungsweise Vorlieben, die allgemeine Lebenssituation, die soziale Eingebundenheit, der finanzielle Status und so weiter.

Grundsätzlich sollte die kurze Vorstellung dieser Theorien aufzeigen, dass sich im wissenschaftlichen Diskurs schon viel getan hat und man das Alter eben nicht nur als Abbau von Leistung oder generell als Defizit betrachtet. Genauso falsch wäre es allerdings zu behaupten, dass es ebendiese Prozesse nicht gäbe. Jede Person hat ihre ganz eigenen Herausforderungen und muss Strategien entwickeln, damit umzugehen, zumindest wenn man den Anspruch hat, dass es einem möglichst lange gut gehen soll.

DREI FALLBEISPIELE

Um die individuellen Lebensrealitäten darzustellen, möchten wir Ihnen nun die bereits angekündigten Personen nacheinander vorstellen. Sie werden uns durch das Buch begleiten und uns Einblicke in ihren Alltag gewähren. Darüber hinaus sollen diese Alltagsbeispiele uns helfen, komplexere Inhalte dieses Buchs anschaulich in alltäglichen Lebenssituationen darzustellen und zu erklären. Und nicht zuletzt hoffen wir, dass Sie sich in einigen

Situationen wiederfinden und die in den folgenden Kapiteln beschriebenen Lösungsansätze so besser auf Ihr eigenes Leben übertragen können.

Wir beginnen mit Michael Meyer, dem es momentan zwar gut geht, der aber auch mit der ein oder anderen Einschränkung zu kämpfen hat.

Michael Meyer (84)

Michael Meyer hatte gestern seinen 84. Geburtstag gefeiert. Ja, tatsächlich gefeiert!»Und das in diesem Alter«, wie er selbst betonte. Er hatte seine ganze Familie und einige langjährige Freunde und Bekannte am Sonntagmittag in ein Steakhaus direkt neben seiner Wohnung eingeladen. Steak aß Michael Meyer eigentlich gar nicht besonders gern (dann doch lieber die gute, alte Currywurst), aber aufgrund einer Makuladegeneration[12] kann er nicht mehr Auto fahren, und da kam ihm die Nähe des Steakhauses sehr gelegen. Die Geschenke, die man an einem Geburtstag bekommt, müssen ja schließlich auch nach Hause transportiert werden.

Herr Meyer ist aber noch nicht eingeschränkt, sich eigenständig fortzubewegen. Er kann laufen, Treppen steigen, und selbst Sport treibt er noch zweimal pro Woche. Früher ging er fast jeden Tag joggen, doch seit einer Knie-OP begnügt er sich mit Walken und trifft sich dafür dienstags und freitags mit einer kleinen Laufgruppe. Aufgrund seines eingeschränkten Sehvermögens ist ihm das gemeinsame Gehen im Freien sehr recht.

Den größten Teil seines sonstigen Lebens verbringt Herr Meyer bei sich zu Hause in einer zirka 100 Quadratmeter großen Wohnung in der ersten Etage. Dort hatte er bis vor fünf Jahren mit seiner drei Jahre jüngeren Frau Renate Meyer gelebt, die leider an Bauchspeicheldrüsenkrebs gestorben ist. Dieses Ereignis traf Herrn Meyer hart, da er immer geglaubt hatte, dass seine Frau ihn überleben würde. Doch nach einiger Zeit arrangierte er sich mit der Situation und fand mit der Geburt seines ersten Enkelkinds Christian zu seiner Lebensfreude zurück, eineinhalb Jahre nach seinem schweren Verlust. Regelmäßig passt er seitdem auf den Kleinen auf, das hält seinen Geist beschäftigt und fit. Er behält sich seine durch und durch positive Lebenseinstellung.

Trotzdem merkt er immer wieder, dass sein kontinuierlich schlechter werdendes Augenlicht seinen Alltag zunehmend belastet. Wenn er im Supermarkt mal normalen mit veganem Käse verwechselt, ist das ja nicht weiter schlimm (wenn auch ärgerlich für ihn), aber was, wenn er dem kleinen Christian etwas Falsches zu essen gibt oder im Straßenverkehr etwas nicht sieht? Auch als Fußgänger kann man schließlich mit Unachtsamkeit großen Schaden anrichten …

Nachdem wir nun Herrn Meyer kennengelernt haben, treffen wir Gertrud Stapel. Vielleicht wundern Sie sich zunächst, wenn Sie lesen, wie jung sie noch ist. Doch spätestens bei genauerer Betrachtung ihrer Lebenssituation wird deutlich werden, wieso Frau Stapel ebenfalls in diesem Buch auftaucht.

Gertrud Stapel (63)

Gertrud Stapel ist Krankenschwester, und zwar aus voller Überzeugung. Sie liebt ihren Beruf – oder besser gesagt: Sie *liebte* ihn. Vor sechs Monaten erlitt Frau Stapel bei sich zu Hause einen Schlaganfall, und seitdem ist sie nicht mehr in der Lage, zur Arbeit zu gehen. Ihr Lebenspartner Eugen, auf den sie sich vor sechs Jahren noch mal neu eingelassen hatte, ist in der Nacht, als es passierte, glücklicherweise vor Ort gewesen. Als Gertrud Stapel in der Nacht aufwachte, merkte ihr Partner durch ihren seltsam hängenden Mundwinkel gleich, dass etwas nicht stimmte, und rief den Notarzt.

Frau Stapel kam auf die Intensivstation in das nächstgelegene Krankenhaus, in dem sie auch arbeitete, und wurde bestmöglich versorgt. Doch der Vorfall traf sie schwerer als gedacht. Eigentlich hat sie immer viel Wert auf ihr Äußeres gelegt, sie trug extravagante Kleidung und ging nie ohne Lippenstift aus dem Haus: »Was sollen denn die Nachbarn denken, wenn ich mich so gehen lasse?«, machte sie ihrer Entrüstung Luft, als Eugen sich einmal wunderte, dass sie Lippenstift auftrug, bevor sie die Zeitung holte.

Auch verreiste sie immer gern, was ihr durch ein großzügiges Erbe ihrer Patentante möglich war. Zuerst war sie viel allein und mit Freundinnen unterwegs, und seit es Eugen gibt, eben mit ihm. Sie war schon in der Mongolei, auf den Malediven, in Washington und New York und nahm von diesen Reisen immer viel Kraft für ihren Alltag mit. Doch seit ihrem Schlaganfall war daran nicht mehr zu denken, und die letzte geplante Städtereise nach Paris musste sie auch schon absagen.

Besonders das Gehen strengt sie an, und die Ärzte legten ihr nahe, einen Rollator zu verwenden. Zähneknirschend nahm sie diesen Ratschlag hin, aber stolz, wie sie nun mal war, ignorierte sie den Rollator neben ihrem Bett, als sie wieder nach Hause durfte. So passierte es, dass sie eines Nachts auf dem Weg zur Toilette stürzte. Dabei fiel sie so unglücklich auf ihre Hüfte, dass sie aufgrund der starken Schmerzen nicht wieder allein auf die Beine kam. Ihr Partner, der einen sehr festen Schlaf hatte, hörte jedoch schließlich ihre Hilferufe. Doch auch mit seiner Unterstützung gelang es Gertrud Stapel nicht, allein stehen zu bleiben. Erneut blieb Eugen nichts anderes übrig, als den Notarzt zu rufen.

Im Krankenhaus wurde eine gebrochene Hüfte festgestellt, deren Heilung im besten Fall mindestens sechs Wochen betragen würde. Frau Stapel schlug innerlich die Hände über dem Kopf zusammen und dachte: »Wieso muss das jetzt auch alles auf einmal kommen? Hoffentlich erhole ich mich von allem wieder und schaffe zu Hause alles allein …«

Frau Stapels Sorgen sind absolut berechtigt! Mit zunehmendem Alter dauert es länger, bis man sich von Verletzungen oder Krankheiten wieder erholt hat, und die Wahrscheinlichkeit, dass Einschränkungen bleiben, steigt. Wir werden Frau Stapel deshalb bei ihrem Umgang mit den veränderten Lebensumständen begleiten.

Die letzte Person, die wir in diesem Buch betrachten, ist Frau Elfriede Schaaf, die fast drei Jahrzehnte mehr auf dem Buckel hat als Frau Stapel.

Elfriede Schaaf (91)

Elfriede Schaaf wohnt seit zirka drei Jahren im betreuten Wohnen. Das heißt, sie ist unabhängig in ihren eigenen vier Wänden, hat aber bei Bedarf Zugriff auf verschiedene Hilfeleistungen, zum Beispiel einen Wäscheservice. Das meiste davon braucht sie gar nicht, denn körperlich geht es ihr – dem Alter entsprechend – noch sehr gut.

Der Umzug in die Anlage für betreutes Wohnen war vielmehr auf Drängen ihrer Tochter Susanne zustande gekommen, die mittlerweile auch schon 63 Jahre alt ist. Susanne wohnt 200 Kilometer entfernt von ihrer Mutter und machte sich oft Sorgen, dass »etwas passieren« könnte und sie es nicht mitbekäme. Lange hatte Elfriede Schaaf diese Sorgen abgewiegelt: Was soll schon passieren? Und wennschon, im Notfall habe sie auch befreundete Nachbarn, die ihr helfen würden.

Doch mit der Zeit häuften sich merkwürdige Vorfälle. Eines Tages stand eine langjährige Freundin bei Frau Schaaf vor der Tür und war ganz aufgebracht. Sie sagte, dass sie sich heute Mittag beim Bäcker verabredet hätten und Frau Schaaf einfach nicht aufgetaucht sei. Da habe sie sich Sorgen gemacht und sei direkt bei ihr vorbeigekommen. Frau Schaaf selbst war davon enorm überrascht. Sie war immer stolz auf ihre Pünktlichkeit und Gewissenhaftigkeit, und so ein Verhalten passte gar nicht zu ihr.

Und dies blieb nicht der einzige Vorfall. Ihr fiel selbst auf, wie oft sie Sachen suchen musste, die sie normalerweise immer an ein und denselben Platz gelegt hatte. Erst schob Frau Schaaf dies auf eine altersbedingte Schusseligkeit, denn so was passierte eben schon mal. Auch junge

Leute verlegten Dinge nicht selten. Doch als sie ihrer Tochter am Telefon davon erzählte, drängte diese auf einen Arztbesuch. Die Befürchtung, die Frau Schaaf bisher erfolgreich verdrängt hatte, bestätigte sich: Diagnose Demenz. Damit war klar, dass sich zukünftig viel ändern würde und musste.

Frau Schaaf konnte sich jedoch nicht überwinden, direkt in ein Seniorenheim zu ziehen, und bevorzugte das betreute Wohnen. Zunächst lief dort alles gut. Sie fühlte sich gut aufgehoben. Doch immer öfter wird sie nun auch von Unruhe in der Nacht geplagt. Allerdings waren innerhalb des letzten Jahres drei ihrer engsten Freundinnen gestorben, und auch deswegen ist sie oft sehr trübsinnig. Des Öfteren fragt sie sich, wozu ihr Leben mit dem Damoklesschwert der Demenz über ihrem Kopf noch gut sein soll.

So belastend Elfriede Schaafs Lebensumstände auf den ersten Blick auch sein mögen, ihr Fall ist sehr nah an der Lebenswirklichkeit vieler Menschen. Bereits Anfang der Zwanzigerjahre wurden in Deutschland 1,7 Millionen über 65-Jährige mit der Diagnose Demenz verzeichnet.[13] Das sind zirka 2 Prozent der Bevölkerung, und dabei handelt es sich lediglich um ein Jahr. Die Gesamtprävalenz[14] ist viel höher und liegt bei den über 65-jährigen Männern bei 6,34 Prozent und bei den Frauen bei 9,95 Prozent. Bislang ist die Krankheit nicht heilbar und schränkt mit zunehmendem Krankheitsverlauf die Lebensqualität sehr ein.

Vielleicht fragen Sie sich, wieso eine solch schwere und einschneidende Krankheit wie Demenz in diesem Buch thematisiert wird. Die Frage ist berechtigt, denn die Technologien, die wir im weiteren Verlauf schwerpunktmäßig behandeln werden, ändern natürlich nichts an den ernsten Folgen der Krankheit selbst. Zudem möchten wir nichts schönreden oder an der harten Realität vorbei fachsimpeln. Dennoch bieten bestimmte Technologien Menschen mit Demenz die Möglichkeit, schöne Momente zu erleben, und sollten nicht unterschätzt werden!

Wir werden Herrn Meyer, Frau Stapel und Frau Schaaf im Laufe dieses Buches immer mal wieder begegnen. Wir hoffen, dass Ihnen diese Beispiele von drei ganz verschiedenen Lebensrealitäten bei dem Verständnis dieses Buches helfen.

Genau darum, also um die Individualität im Alter, soll es auch im folgenden Abschnitt gehen. Dabei möchten wir erklären, wieso Vorurteile in Bezug auf das Alter problematisch sind und was sie anrichten können. Dieses Verständnis ist unserer Meinung nach essenziell, um zu verstehen, warum ältere Menschen sehr selten bei der Einführung neuer Technologien mitgedacht werden.

DIE ALTEN SIND DOCH ALLE GLEICH, ODER?

Diese Frage beantworten wir also mit einem klaren »Nein!«, wie in diesem Kapitel, vor allem in der Vorstellung von Michael Meyer, Gertrud Stapel und Elfriede Schaaf, deutlich werden sollte. Die Behauptung »Die Alten sind doch alle gleich!« würde schließlich auch bedeuten, dass sich jeder Mensch, der älter wird, einer bestimmten, vom Universum vorgeschriebenen Persönlichkeit annähert. Doch dem ist keineswegs so. Schauen Sie sich einfach mal in Ihrem persönlichen Umfeld um, und denken Sie an alle Leute, die Sie nun nach der von uns gegebenen Definition als alt betrachten würden. Sind diese Menschen alle gleich? Und wenn Sie in bestimmten Bereichen Ähnlichkeiten finden, woran könnte das liegen? War das schon immer so? Und wo können wir ansetzen, damit dies nicht mehr der Fall ist und die Individualität einer jeden Person erhalten bleibt?

In diesem Abschnitt schauen wir uns an, woher die Meinung kommt, alte Menschen seien »alle gleich«, wie sie sich in vielen Köpfen verfestigt hat und wie das den gesellschaftlichen Umgang miteinander prägt. Aber zunächst muss noch einmal klar konstatiert werden, dass diese Annahme nichts anderes als ein Vorurteil beziehungsweise eine negative Einstellung gegenüber einer breiten Spanne einer bestimmten Bevölkerungsgruppe ist, die sich im Laufe unseres Lebens aufgrund verschiedener Einflüsse bei vielen entwickelt hat.

Für unser Gehirn ist es ein gängiger Prozess, eine große Masse in kleine Schubladen zu stecken, denn das spart Energie. Ohne solche Prozesse würden wir unseren Alltag gar nicht bestreiten können. Allerdings müssen wir uns bemühen, die Schubladen öfter mal aufzumachen und umzusortieren, wenn wir merken, dass sich dort viel Negativität angesammelt hat. Das sollten wir hinterfragen, denn solche negativen Einstellungen existieren nicht bloß in unseren Köpfen, sondern können reale negative Auswirkungen für die Betroffenen haben.

Das kommt daher, dass diese Annahmen oder Einstellungen eben nicht nur in *einigen* Köpfen sind, sondern in denen *vieler* Leute, und sie wirken sich so auch auf verschiedene Bereiche des Verhaltens von älteren Menschen aus, zum Beispiel deren Aktivitäten oder Kleidungsstil. Dies zeigt sich beispielsweise daran, dass wir unsere 67-jährige Tante belächeln, die abends lieber freizügig bekleidet durch die Kneipen der Stadt zieht, als vor dem Fernseher zu sitzen. Bewusst haben wir hier eine Frau als Beispiel genommen, denn bei einem 67-jährigen Mann würden es wohl die wenigsten komisch finden, wenn er abends allein mit Lederjacke und ungewöhnlichem Hut in einer Kneipe sitzt. Das fänden viele eher »cool« als peinlich.

Wie tief solche Vorurteile gesellschaftlich verwurzelt sind, zeigt sich auch bei der Verwendung von Künstlicher Intelligenz (KI). Füttert man eine Bilder generierende KI mit den Wörtern »weiblich, 73 Jahre«, dann ergibt sich folgendes Bild: eine zerbrechlich aussehende Frau mit grauen kurzen Haaren, präsenter schwarzer Hornbrille und schlichter blaugrauer Kleidung.[15] Könnten wir weiter rauszoomen, würden wir wahrscheinlich noch einen schwarzen Rollator und klobige Gesundheitsschuhe finden.

Natürlich sehen wir auch den Aspekt der Praktikabilität und möchten keinesfalls, dass sich jemand schlecht fühlt, der eine praktische Frisur, funktionelle Kleidung und Schuhe oder schlichte Rollatoren bevorzugt. Ganz im Gegenteil! Jeder und jede soll nach seinen/ihren eigenen Maßstäben und Vorstellungen leben und altern, sich kleiden und einrichten können, ohne dass die Gesellschaft ungefragt ihren Senf dazugibt. Genau das ist jedoch momentan nicht möglich. Wir wissen gar nicht, wie viele Seniorinnen und Senioren einen grünen oder goldglitzernden Rollator bevorzugen würden, weil es solche Modelle in der Masse nicht gibt oder man explizit danach suchen muss. Das Gleiche gilt für Gesundheitsschuhe und zum Teil auch für »altersgerechte« Kleidung. Das Wort »altersgerecht« können wir ohnehin gern aus dem Wortschatz streichen, weil es zur Verfestigung ebensolcher einschränkenden und bewertenden Denkmuster führt.

Aber gehen wir noch kurz auf Faktoren ein, die zur Entstehung von Vorurteilen beitragen, damit wir zu einem tiefergehenden Verständnis unserer eigenen Denkmuster gelangen. Persönliche Erfahrungen können in verschiedenen Situationen negativ geprägt sein. Wenn Sie zum Beispiel hinter Michael Meyer an der Kasse im Supermarkt stehen, sind Sie höchstwahrscheinlich genervt, wenn er ewig lange nach dem letzten Cent Kleingeld in seinem Portemonnaie sucht und sich dieses dann auch noch ganz genau anschauen muss, bevor er es der Person an der Kasse überreicht. Im schlimmsten Fall wechselt er auch noch ein, zwei Sätze über das Wetter mit dem Kassierer, wodurch der Bezahlvorgang *noch* länger dauert. Und Ihnen geht der Puls. Dabei wissen Sie natürlich nicht, dass Herr Meyer eine Makuladegeneration hat, die ihm das Sehen erschwert, und er sich zudem heute besonders einsam fühlt und deswegen freut, dass der Kassierer ihm so nett zugelächelt hat, was ihn wiederum ermutigte, ein kurzes Gespräch zu beginnen. Sie denken nur, dass Sie es eilig haben und dieser Alte vor Ihnen mal wieder ewig gebraucht hat. So sind sie eben, die Alten ...

Genau solche Gedankengänge geschehen meist unterbewusst, sind vielleicht auch gar nicht so deutlich wie in dieser beispielhaften Schilderung, befeuern aber dennoch negative Einstellungen gegenüber älteren Menschen.

Wir halten fest: Gehört man zu einer stereotypisierten Gruppe, ist das nicht schön, besonders wenn die an das Klischee geknüpften Erwartungen nicht mit der eigenen Individualität, der eigenen Lebensrealität und den eigenen Ansichten übereinstimmen. Noch dramatischer wird das Ganze jedoch, wenn Stereotype und Vorurteile zu struktureller Diskriminierung führen. Falls Sie der Meinung sind, dass das Ganze doch nicht so schlimm sein kann, kennen Sie wahrscheinlich das Ausmaß von Altersdiskriminierung nicht.

Altersdiskriminierung ist die Herabsetzung von Menschen allein aufgrund ihres Alters.[16] Damit ist nicht gemeint, dass jede ungleiche Behandlung von älteren Menschen gleich diskriminierend ist. Wenn es eine sachliche Grundlage für eine

Ungleichbehandlung gibt (wie zum Beispiel das Angebot ärztlicher Vorsorgeuntersuchungen für bestimmte Krankheiten, deren Entstehung ab einem bestimmten Alter statistisch wahrscheinlicher ist), dann kann kaum von einer Diskriminierung gesprochen werden. Wenn jedoch bestimmte Entscheidungen getroffen und Handlungen initiiert werden, die ohne sachliche Grundlage beschlossen und direkt auf das Alter von Personen zurückzuführen sind, dann ist das etwas anderes.

Am anschaulichsten kann dies im Arbeitskontext erläutert werden. Es ist allgemein bekannt, dass jobsuchende Personen, die ein bestimmtes Alter überschritten haben, es auf dem Arbeitsmarkt schwer haben. Ihnen wird eine geringere Lernbereitschaft, eine niedrigere Motivation oder mangelndes technisches Verständnis nachgesagt. Wird nun ein jüngerer Bewerber einer älteren Bewerberin vorgezogen, obwohl jene bessere Qualifikationen vorweisen kann, sind diskriminierende Gründe nicht auszuschließen.

Bevor alle Arbeitgebenden nun protestieren: Natürlich ist dies schwer eindeutig nachzuweisen, und uns ist bewusst, dass es im Einzelfall eine Vielzahl von Entscheidungsgrundlagen geben kann, die eine Rolle spielen. Wie tief Altersdiskriminierung in der Gesellschaft verwurzelt ist, lässt sich jedoch spätestens seit Dezember 2022 ohnehin nicht mehr leugnen. Dort erschien nämlich die von der Antidiskriminierungsstelle des Bundes aufgegebene Studie *Age ismus. Altersbilder und Altersdiskriminierung.* Die zentralen Ergebnisse der Studie sind erschreckend, wie zusammenfassende Stichpunkte der Pressemitteilung dazu zeigen:[17]

- »Rund ein Drittel der Befragten stimmt der Aussage zu, dass alte Menschen ›Platz machen‹ sollten für die jüngere Generation, indem sie wichtige berufliche und gesellschaftliche Rollen aufgeben (32 Prozent).

- 51 Prozent der Befragten sind für eine Regelung, wonach ›Menschen nur bis zu einem bestimmten Alter, wie etwa bis 70 Jahre, politische Ämter haben dürfen‹.
- 53 Prozent der Befragten sagen, ältere Menschen trügen nicht entscheidend zum gesellschaftlichen Fortschritt bei.
- 74 Prozent der Befragten überschätzen den Anteil der älteren Menschen über 70 Jahre in der Bevölkerung erheblich. Am häufigsten wurde er auf 30 Prozent geschätzt – obwohl er bei rund 18 Prozent liegt.«

Schon die Tatsache, dass 32 Prozent der Aussage zustimmen, ältere Menschen sollen »Platz machen«, zeigt, wie tief verwurzelt Altersdiskriminierung ist. Der Wortlaut allein ist schon fragwürdig, und es schwingt die Botschaft mit, dass Menschen ab einem bestimmten Alter in Beruf und Gesellschaft nicht mehr erwünscht sind. Wohin sie dadurch, dass sie »Platz machen«, verschwinden sollen, scheint unerheblich. Hauptsache, sie sind irgendwo, wo sie niemanden stören und niemandem im Weg sind …

Der Wunsch von knapp der Hälfte der Befragten, das Höchstalter für die Ausübung politischer Ämter auf maximal 70 Jahre festzulegen, ist ebenfalls interessant. In der Vergangenheit finden wir Beispiele dafür, dass das Alter allein kein Indikator für Regierungsfähigkeit ist. Konrad Adenauer war beispielsweise 73 Jahre alt, als er 1949 der erste Bundeskanzler Deutschlands wurde, und blieb es bis 1963, als er fast 90 Jahre alt war. Und auch danach blieb er weiter politisch aktiv. Wieso sollte man ihm oder Menschen generell also allein wegen ihres Alters die Regierungsfähigkeit absprechen? Weil es dann zu unseren Vorurteilen passt?

Kommen wir aber noch einmal zurück zu den Studienergebnissen zur Altersdiskriminierung, denn deren Ergebnisse sind nicht nur hinsichtlich der Diskriminierung fragwürdig. Auch gesellschaftlich betrachtet, wäre es fatal, wenn Seniorinnen und Senioren sich völlig aus dem öffentlichen Leben zurückzögen; denn wir brauchen sie! Erhebungen zeigen, dass fast 20 Prozent der über Siebzigjährigen ein Ehrenamt ausüben und damit maßgeblich zum Funktionieren unserer Gesellschaft beitragen.

Wir sollten dringend anfangen, das Alter nicht mehr als etwas Unschönes und Negatives zu betrachten. Wir sollten damit aufhören, Seniorinnen und Senioren durch einen beigefarbenen Einheitsbrei ihrer Individualität zu berauben und ihnen ihre Daseinsberechtigung in verschiedenen Lebensbereichen abzusprechen. Mit viel Glück erreicht jede und jeder von Ihnen, liebe Leserinnen und Leser, ein Alter, in dem Sie voller Stolz sagen können: »Ich habe es geschafft, ich bin alt!« Damit sich dieses Gefühl bei älteren Personen voll entfalten kann, braucht es den Abbau von negativen Vorurteilen und ein Umdenken in Bezug auf die Nutzung neuer Technologien für Ältere.

An dieser Stelle sei schon betont, dass wir bei allen Technologien, die in diesem Buch behandelt werden, nicht über Zukunftsmusik sprechen. Vieles ist zwar noch nicht in der Breite verfügbar oder bekannt – selbstverständlich schauen wir uns auch an, woran das liegt –, aber die Technologie an sich ist einsatzbereit!

Das nächste Kapitel wird vertiefend darstellen, warum neue Technologien bei der häuslichen Pflege beziehungsweise dem Älterwerden in den eigenen vier Wänden nötig sind und warum wir uns nicht auf alte Ideen von Pflege im Alter verlassen können.

Kapitel 2
FAMILIÄRE UND GESELLSCHAFTLICHE TRENDS BEI DER PFLEGE ÄLTERER MENSCHEN

Bisher haben wir viel über Diskriminierung und eine gesellschaftlich sowie individuell negative Sicht auf das Alter geredet. Unsere Kernaussage bis hierhin lautet: *Ältere Menschen gehören dazu und sind mehr als nur alt!*

Doch was ist, wenn gesellschaftliche Teilhabe schwieriger wird, weil zusätzlich zum Alter einschränkende Erkrankungen hinzukommen? Je nach Schwere und Anzahl von Krankheiten (deren Entstehung leider mit höherem Alter an Wahrscheinlichkeit zunimmt) wird es schwieriger und mühseliger, am Leben teilzunehmen. Der Aktivitätsradius reduziert sich immer mehr auf die eigene Wohnung. Vielleicht kann man nicht mehr so gut mithalten wie früher, hat Schmerzen und so weiter. Im Zweifel braucht man irgendwann Hilfe, um in den eigenen vier Wänden bleiben zu können. Doch wie sieht diese Hilfe konkret aus? Was stellen sich jüngere Menschen heute darunter vor, wie ihre Pflege irgendwann sein sollte? In Gesprächen hört man oft: »Meine Kinder können sich ja irgendwann um mich kümmern.« Ob das nun ernst gemeint oder nur so dahingesagt ist? Was ist mit Leuten ohne Kinder? Selbst schuld? Ganz so leicht geht diese Rechnung hierzulande nicht mehr auf.

Zum einen ist es so, dass Kinder gar nicht mehr unbedingt in unmittelbarer Reichweite zu ihren Eltern wohnen. *Distance Caregiving*, Pflege aus der Ferne, ist hier das Stichwort, wenn der Nachwuchs viele Kilometer weit weg wohnt und nicht mal eben jeden Abend nach der Arbeit nach dem Rechten sehen kann.[18] Dies wird nur mithilfe von Technologien funktionieren können, auf die wir noch ausführlich zu sprechen kommen. Des Weiteren möchten Eltern ihren Kindern in den meisten Fällen auch gar nicht zur Last fallen, wenn die Pflegebedürftigkeit tatsächlich ein Thema wird. Pflegebedürftige Angehörige wissen, dass es viele Opfer – privat wie auch beruflich – fordert, wenn Kinder einen Teil der Pflege ihrer Eltern übernehmen. Oft möchten Letztere das gern vermeiden.

Ein prominentes Beispiel ist die Topmanagerin Vera Schneevoigt, die ihren hochdotierten Job aufgab, um sich um ihre Eltern zu kümmern. Am Presseecho konnte man ablesen, wie außergewöhnlich dieser Schritt war, der allein aus finanzieller Sicht für den Großteil der Bevölkerung nicht umsetzbar ist. Doch nehmen wir mal an, dass es eine beruflich sehr flexible Situation theoretisch ermöglichen würde, die Pflege der Eltern weitestgehend selbst zu übernehmen. Dann ergäbe sich immer noch das Problem, dass sich die eigene Familienplanung (sofern sie denn gewünscht ist) mit der Pflegebedürftigkeit der Eltern überschneiden könnte. Denn in vielen westlichen Kulturen bekommen Paare immer später ihr erstes Kind – Mütter mittlerweile im Durchschnitt mit 30,2 und Väter mit 33,2 Jahren.[19] Das hat zur Folge, dass wiederum die Großeltern in der Kleinkindphase ihrer Enkel deutlich älter sind. Es entsteht schnell eine Doppelbelastung aus der Betreuung des Nachwuchses und der betagten Eltern, die kaum zu stemmen ist, von einem Minimum an Karriere und Privatleben gar nicht erst zu reden.

Derzeit sind es häufig ambulante Pflegedienste, die je nach Pflegebedarf mehr oder weniger Aufgaben bei der Pflege übernehmen und direkt nach Hause zu den Seniorinnen und Senioren kommen. Eine weitere Möglichkeit besteht in den schon erwähnten Seniorenheimen oder im Servicewohnen (auch betreutes Wohnen) beziehungsweise in Senioren-WGs, wenn eine eigenständige Lebensführung zu Hause nicht mehr möglich ist. Dabei gibt es deutliche Unterschiede zwischen diesen Wohnformen. Beim Servicewohnen schließen die Seniorinnen und Senioren selbst einen Mietvertrag ab und können benötigte Services, sprich Unterstützungsangebote, dazubuchen. Die Betonung liegt hier auf »können«, da nichts vorgeschrieben wird. Es herrscht immer noch eine autonome und unabhängige Lebensführung, die durch einzelne unterstützende Dienstleistungen erleichtert wird. Ähnlich ist es in Senioren-WGs, in denen mehrere ältere Personen gemeinsam in einer Wohnung leben.

Anders ist es bei den Seniorenheimen. Hier wird aus Gründen der Praktikabilität (zum Beispiel Anpassung an den Schichtplan des Pflegepersonals, Einfachheit) viel vorgeschrieben. Mahlzeiten gibt es nur zu bestimmten Zeiten, und nachts soll doch bitte geschlafen werden. Letzteres ist für Personen, die von nächtlicher Unruhe geplagt sind oder Schlafstörungen haben, gar nicht so einfach. Folge ist ein Verlust an Autonomie und Privatsphäre, der vielen Bewohnerinnen und Bewohnern zu schaffen macht.

Oft wird ein Einzug in das Seniorenheim verweigert, bis es für alle Beteiligten wirklich nicht mehr anders geht. Genau dies verdeutlichen auch Zahlen, die zeigen, dass die Verweildauer in Seniorenheimen sehr kurz ist. Zahlen aus dem Jahr 2014 belegen, dass Personen 27,1 Monate (Frauen im Durchschnitt 31,6 Monate und Männer 17,9 Monate) in Seniorenheimen bleiben.[20] Diese Angaben sind nicht mehr ganz aktuell, aber neuere Zahlen deuten darauf hin, dass sich die Verweildauer bis Anfang/Mitte der Zwanzigerjahre auf etwa 24 Monate (Durchschnitt für alle Bewohnerinnen und Bewohner) verkürzt hat.[21]

Zudem ist das Wohnen in Seniorenheimen für die meisten Bewohnerinnen und Bewohner nicht aus eigener Kraft zu finanzieren. Es werden Sozialleistungen benötigt, wodurch das übrig bleibende »Taschengeld« (meist 50 bis 100 Euro monatlich), das noch frei zur Verfügung steht, nicht ausreicht, um individuellen Wünschen nachzugehen.

Fassen wir also zusammen: Der Generationenvertrag gilt aus unterschiedlichen Gründen nicht mehr, Seniorenheime sind teuer, für die meisten wenig attraktiv, und für andere Betreuungsmöglichkeiten fehlen ebenfalls Fachkräfte, das nötige Geld oder beides. Kann es dafür eine Lösung geben?

DER DEMOGRAFISCHE WANDEL: PYRAMIDE UND TANNENBAUM

Selbstverständlich haben Sie erkannt, dass die Frage nach einer Lösung eher rhetorisch ist, denn wir würden dieses Buch nicht schreiben, wenn wir hierzu keine Vorschläge hätten. Aber bevor wir dazu kommen, müssen wir noch über den demografischen Wandel sprechen, der uns die Probleme, die wir ohnehin schon haben, nicht gerade einfacher machen wird.

Der demografische Wandel kann als Ausgangspunkt des Gesamtproblems gesehen werden und ist ein zentraler Grund, warum wir ohne Technik – sehr dramatisch gesprochen – den Abgrund hinunterkrachen oder mit voller Wucht gegen die Wand fahren würden. Suchen Sie sich gern eine Formulierung aus. Mit Technologien haben wir jedoch die Möglichkeit, eine Brücke zu bauen oder rechtzeitig die Bremse zu ziehen. Wir müssen selbst aktiv werden und können nicht hoffen, dass sich die Brücke von allein baut, der Abgrund hoffentlich nicht allzu tief oder die Wand vielleicht doch nur aus Schaumstoff ist.

Zur Veranschaulichung des demografischen Wandels wird häufig das Bild von der Pyramide und dem Tannenbaum verwendet, um die Form der Bevölkerungspyramide zu beschreiben. Die Bevölkerungspyramide ist ein Diagramm, das die Altersstruktur einer Bevölkerung darstellt und zeigt, wie viele Menschen in verschiedenen Altersgruppen leben.

Schaut man sich Abbildungen bereits aus dem Jahr 1990 an, ist schon keine Pyramide mehr zu erkennen. Dazu bräuchte es eine breite Basis und eine schmalere Spitze. Eine solche Form tritt auf, wenn es eine hohe Geburtenrate und eine hohe Sterblichkeitsrate in frühen Lebensjahren gibt und eine niedrigere Sterblichkeitsrate in späteren Lebensjahren. In einer solchen Bevölkerungsstruktur gibt es viele junge Menschen und vergleichsweise wenige ältere Menschen. Ein Tannenbaum hat ebenfalls eine breite Basis, aber eine breitere Mitte und eine breitere Spitze. Eine solche Form tritt auf, wenn die Geburtenrate sinkt und die Lebenserwartung steigt. In einer derartigen Bevölkerungsstruktur gibt es viele ältere und mittelalte Menschen, aber wenige in einem jungen Alter.

Die Pyramidenform ist typisch für Länder mit hoher Geburtenrate und geringer Lebenserwartung, während der Tannenbaumtyp für Länder mit niedriger Geburtenrate und hoher Lebenserwartung charakteristisch ist. Neben vielen anderen Ländern fällt Deutschland seit Längerem in die Rubrik Tannenbaum. Generell wird der demografische Wandel die Pflegesituation in Deutschland besonders angespannt werden lassen. Wieso das so ist, schauen wir uns kurz anhand zentraler Zahlen an, die vom Statistischen Bundesamt veröffentlicht wurden.[22]

Während die durchschnittliche Lebenserwartung in Deutschland für Frauen um 1900 noch bei knapp fünfzig Jahren lag, liegt sie für das Jahr 2020 bei über achtzig Jahren. Die Werte für den männlichen Teil der Bevölkerung liegen übrigens durchgehend ein paar Jahre unter dem des weiblichen. Die genauen Gründe dafür sind nicht hundertprozentig geklärt, es wird jedoch angenommen, dass unter anderem Faktoren wie ein gesunder Lebensstil einen Einfluss haben. Die Sterberate in jungen Jahren ist mittlerweile bekanntlich sehr niedrig, was zur Folge hat, dass mehr Menschen als früher mit großer Wahrscheinlichkeit ein hohes Alter erreichen, während gleichzeitig weniger Kinder geboren werden. Der sogenannte Altersquotient drückt das Verhältnis von Personen im Rentenalter zu Personen im erwerbsfähigen Alter aus (immer bezogen auf hundert Personen). Anfang der Zwanzigerjahre lag dieser bei 37; das heißt, auf hundert Arbeitnehmerinnen und Arbeitnehmer kamen 37 Seniorinnen und Senioren.[23] Im ersten Moment erwischt man sich dabei vielleicht bei dem Gedanken: »Ach, das geht ja noch! Immerhin machen die Erwerbstätigen mehr als die Hälfte der Bevölkerung aus.« Doch bedenken Sie, was alles dahintersteckt: die Aufrechterhaltung angemessener Rentenzahlungen, die Krankenversicherung, medizinische und pflegerische Leistungen. Und das ist nur ein Teil der Abgaben, die Arbeitnehmerinnen und Arbeitnehmer aufbringen müssen.

Doch was sagen die Prognosen? Bleibt der Anteil nun bei rund 37 Prozent, oder wird er deutlich höher liegen? Dazu veröffentlicht das Statistische Bundesamt die Prognose, dass die Bevölkerungszahl wahrscheinlich auf 84 Millionen steigen wird. Gleichzeitig wird geschätzt, dass die Zahl der Menschen im Rentenalter zunimmt, und zwar von derzeit 16,4 Millionen auf mindestens 20,0 Millionen, während die Zahl der Erwerbstätigen zurückgehen wird.[24]

Natürlich handelt es sich dabei um Annahmen, und niemand kann seriös behaupten, genau zu wissen, wie sich der Altersquotient entwickeln wird. Es ist aber sehr wahrscheinlich, dass sich das Verhältnis eher deutlich verschlechtern als verbessern wird.

Hinzu kommt, dass die Menschen nicht nur immer älter werden, sondern auch immer mehr auf Pflege angewiesen sind. Anfang der Zwanzigerjahre wurden zirka fünf Millionen Pflegebedürftige gemeldet, von denen etwa 84 Prozent zu Hause versorgt wurden.[25] Erstaunlicherweise wächst diese Zahl seit Jahren. Der Großteil davon wird schon jetzt überwiegend von Angehörigen (63 Prozent) gepflegt, und nur 21 Prozent der Pflegebedürftigen werden durch ambulante Pflegedienste versorgt. Ohne Menschen, die sich der Pflege ihrer Verwandten annehmen, also unbezahlte Care-Arbeit leisten, wäre die Situation schon jetzt deutlich dramatischer. Hinzu kommt, dass es einen enormen Fachkräftemangel gibt, der zwar alle Pflegeberufe betrifft, aber im Bereich der Altenpflege am höchsten ist. Arbeiten des Instituts der Deutschen Wirtschaft prognostizieren einen fehlenden Gesamtbedarf von 493 603 ambulanten und stationären Pflegekräften im Jahr 2035.[26]

Wir halten also fest: Der demografische Wandel bezeichnet die Veränderung der Altersstruktur einer Bevölkerung. Dies hat Auswirkungen auf die Wirtschaft, die Arbeitskräfte und die Sozialsysteme eines Landes. Im Bereich der Pflege und Unterstützung älterer Menschen sind alle drei Bereiche von zentraler Bedeutung. Hinzu kommen die schlechten Arbeitsbedingungen und die fehlende Wertschätzung dieses Berufs in der Bevölkerung, was zu einer geringen Attraktivität beiträgt.

Aber selbst wenn diese strukturellen Probleme gelöst würden – was ein notwendiger und großer Fortschritt wäre –, würde dies nicht ausreichen, um den zukünftigen Bedarf umfassend zu decken. Und hier kommt die Technologie ins Spiel. Im Verlauf dieses Buchs schauen wir uns umfassend an, was wir als Gesellschaft tun können, um dieses Problem anzugehen, beziehungsweise auf welche technischen Mittel wir zurückgreifen können.

Bevor wir uns dies für Deutschland anschauen, wollen wir einen Blick in andere Länder wagen. Welche technischen oder anderen Lösungen werden dort praktiziert, um eine bedarfsgerechte Pflege zu ermöglichen?

DER BLICK IN DIE WELT – LÖSUNGEN IN ANDEREN LÄNDERN

Statistiken zeigen deutlich, dass Deutschland beziehungsweise Europa nicht allein ist mit dem Problem des demografischen Wandels. Asiatische Länder sowie die USA haben ebenfalls mit einer überalterten Gesellschaft zu kämpfen. Sogar Lateinamerika ist in großen Teilen betroffen. Nur Afrika hat Geburtenraten, die ein Bevölkerungswachstum mit sich bringen. Hier funktioniert der »Generationenvertrag« noch. Weltweit haben die betroffenen Länder jeweils eigene Schwerpunkte und Ansätze, um mit der Situation umzugehen. In diesem Abschnitt wollen wir einen kurzen Einblick in ausgewählte Länder geben und herausfinden, ob wir etwas von ihnen lernen können.

Japan steht ganz im Zeichen der Roboter und versucht, ein »Robotopia« zu ermöglichen. Schon Ende der 1990er-Jahre kamen dort soziale Roboter zum Einsatz, die Seniorinnen und Senioren oder einsamen Menschen Gesellschaft leisten können. Mittlerweile versuchen japanische Wissenschaftlerinnen und Wissenschaftler sich an Altenpflegerobotern, die als ferngesteuerte Haushaltshelfer genutzt werden sollen. Ziel ist, dass ältere Menschen möglichst lange allein ihren Haushalt führen können und somit ihre Lebensqualität steigern. Tatsächlich kommen viele vielversprechende Roboter aus Japan. Doch auch wenn sie schon viel können, ist die dahinterliegende Technik bei Weitem noch nicht perfekt. Und die Kosten für taktile Roboterarme übersteigen das Budget vieler potenzieller Kundinnen und Kunden.

Wenn man über *Chinas* Gesundheitsversorgung spricht, kommt man kaum an der Ping An Insurance vorbei. Dabei handelt es sich um das weltweit größte Versicherungsunternehmen, das darüber hinaus in verschiedenen Bereichen des Gesundheitssektors tätig ist. Die Tochterfirma Ping An Healthcare ist zum Beispiel Vorreiter auf dem E-Health-Markt und die größte Telemedizin-Plattform der Welt.[27] Ping An verfügt durch die hohe Anzahl an Versicherten über unfassbar große Datenmengen und setzt diese auch ein. Was hierzulande noch wie Zukunftsmusik klingt, ist in China mit der Diagnosesoftware »The Good Doctor« bereits Realität: »Schon jetzt ist man in der Lage, große Datenmengen mit Künstlicher Intelligenz zu verbinden, auszuwerten und durch einen digitalen, KI-gestützten Arzt schnell Rezepte für Arzneimittel auszugeben.«[28] Der »KI-gestützte Arzt« kann mittlerweile Symptome erkennen und

Diagnosen stellen, und niemand muss bei einer einfachen Erkältung unnötige Zeit im Wartezimmer einer lokalen Praxis absitzen. Beim »Good Doctor« muss nur noch bei 40 Prozent der Befunde durch einen Arzt oder eine Ärztin nachgearbeitet werden, wenn die Diagnose nicht eindeutig ist. So kann China eine flächendeckende Versorgung seiner Bevölkerung sicherstellen. Ältere Menschen können in die Tagespflege gehen, die sich in den Städten in jedem Quartier befindet. Pflegeheime sind eher palliativ ausgerichtet.

In den *Vereinigten Staaten* setzt man auf sogenannte *Retirement Communities* (Seniorenwohnanlagen), die man besonders in Arizona oder Florida findet. Ein Paradebeispiel dafür ist »Sun City« in Arizona, eine Stadt, die extra für Rentnerinnen und Rentner erbaut und gestaltet wurde. Die Häuser sind ebenerdig, und es gibt viele Möglichkeiten, seine Zeit zu verbringen, sei es beim Golf, beim Spazieren um die künstlich angelegten Seen oder Ähnlichem.[29] Häuser darf man dort nur erwerben, wenn man über 55 Jahre alt ist und – bevor sich das für Sie nun zu perfekt anhört – das nötige Kleingeld hat, denn in den USA gibt es bekanntlich nur ein unzureichendes Sozialsystem. Ältere Menschen, die weniger Geld haben und Unterstützung bei der Pflege brauchen, haben weniger Glück. Mal abgesehen davon, dass es hier struktureller Veränderungen bedarf, sind die USA also noch mehr als wir auf technische Unterstützung bei der Pflege ihrer Seniorinnen und Senioren angewiesen. Durch die viel größere Mobilität der arbeitenden Bevölkerung und die großen räumlichen Distanzen wohnen die Kinder zudem häufig sehr weit von ihren Eltern entfernt.

Zuletzt möchten wir hier noch kurz die *Niederlande* als Beispiel für gelungene Maßnahmen zur Betreuung von an Demenz erkrankten Menschen nennen. Dort finden sich Dörfer, die speziell für solche Leute gebaut wurden.[30] Der Vorteil hier ist, dass die Kosten vom Staat übernommen werden, also alle Personen, die diese Krankheit haben und Hilfe benötigen, diese auch bekommen. Aber wie sieht das Leben in so einem Ort aus? Betrachten wir das Dorf de Hogeweyk: 250 festangestellte und zusätzlich 150 freiwillige Helferinnen und Helfer sind hier für die Betreuung der Menschen zuständig. Beim Einzug in das Dorf werden Fragebögen ausgefüllt. Basierend darauf, werden die Einziehenden einem von sieben Lebensstilen zugeordnet, der möglichst nah an ihrem bisherigen Leben ist. Auch die Zimmer sollen der früheren und vertrauten Einrichtung ähneln. Aktivität und Bewegung werden ebenfalls großgeschrieben und mit verschiedenen Angeboten ermöglicht. Doch auch de Hogeweyk kommt nicht ohne Technologien aus. Türen und Fahrstühle öffnen sich durch Sensoren von allein und fahren, wenn nötig, auch ohne die Betätigung von Knöpfen. Nachts werden alle Räume akustisch überwacht, und Eingriffe in die persönlichen Wohnungen der Bewohnerinnen und Bewohner erfolgen nur im Notfall.

Es gibt also weltweit verschiedene Ansätze, wie mit der steigenden Notwendigkeit an Pflegebedarf umgegangen wird. Wir haben diese Beispiele aus anderen Ländern aus zwei Gründen thematisiert. Einerseits kommen wir auf Inhalte wie Roboter oder E-Health auch für Deutschland noch ausführlich zu sprechen. Andererseits zeigen Länder wie die Niederlande mit den Demenzdörfern (und zum Teil auch die USA), dass das Leben im Alter anders betrachtet werden muss. Nicht nur das Nötigste an Gesundheitsversorgung darf im Vordergrund stehen. Die Lebensqualität und die Individualität der betagteren Menschen darf nicht vergessen werden.

Wir wollen mit diesen wenigen Beispielen aber auch keine falschen Ideale konstruieren. Alle Ansätze oder Lösungen haben immer beides: Vor- und Nachteile, die mal mehr und mal weniger schwer wiegen. Hinzu kommt, dass auch die Welt von de Hogeweyk an ihre Grenzen stößt, wenn immer mehr Menschen im Alter krank werden und immer weniger pflegerische Aufgaben übernehmen können. Alles, was jetzt schon da ist, muss durch technische Lösungen ergänzt werden – und zwar besser früher als später!

Kapitel 3
»SO WAS KANN ICH NICHT MEHR!« – DIGITALISIERUNG IM ALTER?

Was hat Deutschland gelacht, als die damals amtierende Bundeskanzlerin Angela Merkel im Jahr 2013 sagte: »Das Internet ist für uns alle Neuland.«[31] Natürlich stürzten sich daraufhin verschiedene Medien auf diese Aussage, und viele fühlten sich geradezu überlegen. Denn das Internet kannten wir doch schließlich auch damals alle schon länger, nutzten es täglich für die verschiedensten Dinge. Das war doch kein Neuland, lebte Frau Merkel etwa hinterm Mond?

Doch natürlich war der Kanzlerin und promovierten Physikerin all dies bewusst. Sie sprach vom Internet auf einer ganz anderen Ebene. Auch wenn es das Internet seit den 1960er-Jahren gibt, kann erst seit den 1990er-Jahren wirklich von seiner Massentauglichkeit gesprochen werden.[32] Seitdem entwickeln sich das Internet und die darin entstehenden Möglichkeiten stetig und rapide weiter. Veränderungen, die so schnell sind, dass man als einzelne Person leicht mal den Überblick verliert. Selbst als Fachmann und Fachfrau ist es fast unmöglich, alle Entwicklungen jederzeit zu verfolgen. Wie können wir Frau Merkel also vorwerfen, dass sie eine Technologie, die zu dem Zeitpunkt erst seit zirka zwanzig Jahren massentauglich war, als »Neuland« bezeichnet?

Außerdem war die Kanzlerin zu diesem Zeitpunkt 59 Jahre alt, und Studienergebnisse legen die Annahme nahe, dass sie vielen Mitbürgerinnen und Mitbürgern ihrer Generation und darüber hinaus aus der Seele sprach.[33] Das Internet als grundlegendes Netzwerk, das viele andere Technologien erst möglich machte, setzte eine folgenreiche gesellschaftliche Veränderung in Gang.[34] Was für die jüngeren Generationen bequem und einfach ist, weil sie damit aufgewachsen sind oder beruflich gezwungen waren, sich damit auseinanderzusetzen, kann für viele Ältere wie eine unüberwindbare Hürde erscheinen und sogar Ängste hervorrufen. Wobei natürlich auch angemerkt werden muss, dass die Zahl derer, die mit diesen Technologien umgehen können, stetig wächst. Wir sollten nicht vergessen, dass die Menschen, die beruflich noch nie etwas mit dem Internet zu tun hatten, längst über achtzig Jahre alt sein dürften.

DIGITALISIERUNG – WAS IST DAS EIGENTLICH?

Eng verbunden mit dem Internet ist die Digitalisierung, ein Begriff, dem wir im Folgenden auf den Grund gehen möchten. Dabei geht es uns vor allem um die Fragen: Was bedeutet Digitalisierung eigentlich in unserer Gesellschaft? Welche allgemeinen Bereiche sind betroffen? Oder vielmehr: Gibt es überhaupt Bereiche, die nicht von der Digitalisierung betroffen sein werden? Und wie kann Digitalisierung in verschiedenen Bereichen – für uns aber natürlich besonders in der Altenpflege – so gestaltet werden, dass alle Menschen mitgenommen werden und daran teilhaben können?

»Digitalisierung« ist uns allen mittlerweile ein so gängiger Begriff wie »Klimawandel« oder »Fachkräftemangel«. Diesen Eindruck hat man zumindest der Berichterstattung nach. Doch könnten Sie wirklich von jetzt auf gleich erklären, was genau Digitalisierung ist und bedeutet?

Machen wir ein kleines Gedankenexperiment, und begeben wir uns in die Vergangenheit: Stellen Sie sich einfach vor, dass Sie gerade in einem alten Büro sitzen und Akten sortieren. Alles funktioniert in Papierform, wird ausgedruckt und kopiert. Die Ordner nehmen unfassbar viel Platz in Anspruch, und wollen Sie mal ältere Akten einsehen, dann geht es hinunter ins Archiv. Kommunikation mit Ihren Kundinnen und Kunden funktioniert nur postalisch, und die Überbringung von Nachrichten dauert schon mal ein paar Tage.

Was sich für viele junge Menschen gruselig anhören mag, kennen viele Bürgerinnen und Bürger noch aus ihrem früheren Arbeitsalltag. Die Digitalisierung hat all dies verändert. Akten sind digitalisiert (oder werden es zunehmend), und Nachrichten werden ganz einfach per E-Mail verschickt. Das spart Raum, Zeit und letztlich auch Geld. Man könnte also sagen, dass Digitalisierung uns das Leben einfacher macht. Doch dies stimmt mit dem tatsächlichen Empfinden eines Großteils der Bevölkerung ganz und gar nicht überein. Woran liegt das? Sollten wir uns nicht alle freuen, dass in den Büros die Akten verschwinden, wir jederzeit mit allen Personen sprechen können und die meisten Wege in die Stadt durch Online-Bestellungen und -Prozesse wegfallen?

VERÄNDERUNGEN, TEILHABE UND PARTIZIPATION

Um zu verstehen, warum Digitalisierungsprozesse oder neue Technologien von bestimmten Personengruppen nicht so angenommen werden, wie man es sich vorstellen würde, wenn man an die Vorteile denkt, müssen verschiedene Aspekte berücksichtigt werden. Dazu gehört die empfundene Bedrohung, die von Veränderungen selbst ausgeht, sowie Begriffe der »digitalen Teilhabe« und der »Partizipation«.

Veränderungsprozesse fallen vielen Menschen schwer, weil sie aus ihrer Komfortzone herausgerissen werden und sich auf Neues einstellen müssen. Oft fühlen sich Menschen in ihrem gewohnten Umfeld sicher und geborgen und wollen keine Veränderungen, die all dies infrage stellen könnten. Ganz nach dem Motto »Das Unheil, das ich kenne, ist mir lieber als die Ungewissheit einer möglichen Veränderung«.

Hierbei möchten wir explizit hervorheben, dass dies nicht nur für Ältere zutrifft, sondern generell. Der Mensch ist halt ein Gewohnheitstier. In Bezug auf die Umsetzung von größeren oder kleineren Veränderungsprozessen in Unternehmen gibt es ein ganzes Forschungsfeld, das sich damit beschäftigt, inwiefern sich Unternehmen und besonders ihre Mitarbeiterinnen und Mitarbeiter erfolgreich an Veränderungen anpassen. Dazu gehören auch oft technische Innovationen, wenn zum Beispiel eine neue Software eingeführt wird, mit der die Beschäftigten arbeiten sollen. Oft geht es dabei um den zielführenden Umgang mit Widerständen, denn bei vielen Innovationen lehnen die meisten Menschen die Veränderungen erst einmal grundsätzlich ab. Zudem bedeutet Veränderung in Unternehmen meist auch, dass man sich von den neuen Technologien und Arbeitsabläufen herausgefordert fühlt. Kontraproduktive Gedanken kommen auf, etwa: »Vielleicht kann ich bei der Veränderung nicht mithalten und mache meine Arbeit schlechter.« Oder: »Früher wusste ich genau, wie ich meine Arbeit zu erledigen habe, und alle kamen zu mir, um mich um Rat zu fragen ... muss ich jetzt andere um Hilfe bitten?«

In der Zeit unmittelbar nach der Implementierung neuer Prozesse kann es tatsächlich sein, dass alles erst einmal länger dauert oder mehr Arbeit als vorher bereitet. Das ist normal, da Veränderungen Zeit brauchen, um sich einzuspielen. Anpassung an Veränderungen erfordert also meist viel Zeit und Energie. Diese möchte man nicht investieren, denn ohne die mühsame Veränderung ging es ja bisher auch, oder?

Um wieder zurück auf die Situation in der Pflege zu kommen, lautet die Antwort mit Blick auf unser vorheriges Kapitel: »Eher schlecht als recht.« Doch natürlich möchten wir nicht leugnen, dass ältere Menschen es häufig schwer haben, bei den technischen Veränderungen mitzuhalten. Ihnen kann die Umstellung besonders schwerfallen, da sie nicht mit neuen Technologien aufgewachsen sind. Hinzu kommt, dass viel Eigeninitiative gefragt ist, um die Kompetenz im Umgang mit neuen Technologien zu lernen, was bei grundsätzlicher Unsicherheit oder Interessenlosigkeit gegenüber Technologie nur schwer zu erreichen ist.

Dies unterstützt ebenfalls eine Studie, die auf dem Digitaltag 2022 präsentiert wurde. Die Studie zeigte zwar einerseits, dass 73 Prozent der über 75-Jährigen digitalen Technologien grundsätzlich positiv gegenüberstehen (Vergleich: 90 Prozent der jüngeren Altersgruppen mit positiver Einstellung). Andererseits gaben 36 Prozent der über 75-Jährigen an, dass ihnen die Digitalisierung zu schnell gehe (Vergleich: 16,75 Prozent der unteren Altersgruppen mit dieser Einstellung). Zudem wird der Wunsch nach mehr Angeboten zur Förderung der digitalen Kompetenz für alle Bürgerinnen und Bürger deutlich.[35]

Es besteht also nicht nur die Notwendigkeit zur digitalen Teilhabe und Partizipation, sondern auch der explizite Wunsch danach. Doch bevor wir uns anschauen, wie dies erreicht werden kann, möchten wir beide Begriffe kurz erklären und einordnen.

Digitale Teilhabe bedeutet die Erreichung eines Status quo, in dem alle Bürgerinnen und Bürger Zugang zu digitalen Angeboten erhalten.[36] Dazu gehören der Einsatz von Technologien, der freie Zugang zu Informationen und gleichberechtigte Teilhabe.[37] Im Kontext des alltäglichen Lebens älterer Menschen kann dies viele Bereiche betreffen. In der Familie ist es vielleicht die WhatsApp-Familiengruppe, in der regelmäßig Bilder der Enkelkinder miteinander geteilt werden oder Terminabsprachen von gegenseitigen Besuchen stattfinden. Haben Oma und Opa kein WhatsApp oder kein Smartphone, ist diese Teilhabe eingeschränkt oder nur über Umwege möglich.

Dazu eine kleine Anekdote aus unseren Begegnungen: Eine ältere Dame, nennen wir sie Frau Loose, war sich dieses Umstandes durchaus bewusst. Sie besitzt ein Smartphone, hat WhatsApp darauf installiert und ist in einer Gruppe mit Freundinnen, in der sie sich gemeinsam zum Kaffeetrinken und Kartenspielen verabreden. Zumindest ihre Freundinnen, denn Frau Loose selbst schreibt nie etwas in die Gruppe. Auch sonst benutzt sie das Smartphone für nichts anderes als das Lesen der Nachrichten in dieser Gruppe. Wenn sie sich mal aus Versehen aus der Gruppe herausklickt, muss ihr Sohn oder eine andere Person ihr helfen, die Gruppe wiederzufinden.

In diesem Fall von gelungener digitaler Teilhabe zu sprechen, geht wahrscheinlich ein bisschen zu weit, aber immerhin bekommt Frau Loose die Informationen, die sie benötigt, und ist bei den Treffen mit ihren Freundinnen dabei! Für sie reicht es im Moment.

Allerdings kann man sich nicht immer aussuchen, wann es mit der Nutzung von digitalen Anwendungen für einen selbst reicht, da auch notwendige öffentliche Lebensbereiche digitalisiert werden. Als eingängiges Beispiel ist hier das Online-Banking zu nennen. Mit der Notwendigkeit zur Nutzung der Zwei-Faktor-Authentifizierung kommen so manche (nicht nur hochbetagte Personen) an ihre Grenzen. Trotzdem hilft es nichts. Online-Banking ist ein Beispiel für eine notwendige Anpassung an technische Veränderung, die essenziell ist, um im Alltag klarzukommen. Und wer jetzt verständnislos den Kopf schüttelt, weil Online-Banking nicht als Herausforderung betrachtet wird, der sollte lieber nicht so voreilig sein. Wer weiß, welche Technologie die heute Dreißig- oder Vierzigjährigen in Zukunft vor Teilhabeprobleme stellen wird ...

Zudem möchten wir uns auch keineswegs über die Digitalisierung beklagen. Sie ist notwendig und spart Zeit, sofern einmal alles eingerichtet und verstanden wurde. Problematisch wird es dadurch, dass man kaum mehr die Wahl hat, ob man seine Bankgeschäfte lieber analog machen möchte.

Ein anderes Beispiel ist der Erwerb des DeutschlandTickets. Der Kauf ist grundsätzlich analog mit der Herausgabe einer kleinen Chipkarte oder digital zum Beispiel über das Smartphone möglich. Allerdings scheitert die Theorie an der Realität. Sind die Chipkarten zum Herausgeben aus, muss das Ticket doch online erworben werden oder eben gar nicht. Ist das wirkliche Teilhabe? Eher nicht. In solchen Fällen ist die Frustration bei Mitbürgerinnen und Mitbürgern hoch, die digital nicht so fit sind oder sich bewusst gegen bestimmte Technologien – oder auch bloß das ständige Mitführen dieser (wie zum Beispiel ein Smartphone) – entscheiden.

Das Bekenntnis vieler Entscheidungsträgerinnen und -träger nach digitaler Teilhabe wirkt in solchen Fällen mehr wie ein Lippenbekenntnis. Und auch wenn wir Autorinnen die Digitalisierung und die damit verbundenen Technologien als Notwendigkeit insbesondere in der Pflege betrachten, so sehen wir doch auch die Relevanz, alle Menschen gleichermaßen dabei mitzunehmen. Die Bereitstellung digitaler Systeme sollte zunächst zur Ermöglichung analoger Teilhabe genutzt werden. Auch digitale Teilhabe muss weiterverfolgt werden, doch diese muss anders gelingen und ganz sicher nicht dadurch, analoge Lösungen einfach abzuschaffen und in Kauf zu nehmen, dass wir einige Personen so zurücklassen.

Allerdings wollen wir in diesem Buch ja ausdrücklich nicht meckern, sondern vor allem Lösungen präsentieren! Daher berichten wir nun von einem Beispiel, wie der Umgang mit Technologien unterstützend begleitet werden kann. Dazu möchten wir den Verein AntiRost aus Münster vorstellen.

»Seniorinnen und Senioren helfen Senioren und Seniorinnen«: Dies kann grob als Zusammenfassung beziehungsweise Leitlinie des Vereins betrachtet werden, wobei man vielleicht eher sagen sollte, dass technikaffine ältere Menschen anderen, weniger technikaffinen Altersgenossinnen und -genossen helfen. Auf ehrenamtlicher Basis bieten sie Unterstützung, wenn jemand ein Problem mit der häuslichen Technik hat. Das kann bedeuten, dass der Fernseher nicht mehr angeht, weil der Stecker beim Saugen rausgezogen wurde, der Kabelnetzbetreiber die Programme in anderer Reihenfolge anbietet, ein neues Gerät mit dem WLAN verbunden werden soll oder jemand der festen Überzeugung ist, das Internet »gelöscht« zu haben.

Zugegeben, dabei handelt es sich oft um wirklich leichte »Probleme« – außer in dem Fall mit der »Löschung des Internets« natürlich … Aber wie können wir hier von komplexen technischen Lösungen für die Pflege reden, wenn die Bedienung des Fernsehers manchmal schon an einem gezogenen Stecker scheitert?

Da kommt der Begriff der »Partizipation« ins Spiel. Dies ist für Technologen ein schwieriger Balanceakt. Einerseits möchten sie aus der Technik »rausholen«, was möglich ist, andererseits geht es aber darum, die Technik so einzusetzen, dass der Mensch im Fokus steht. In diesem Kontext bedeutet dies, dass Technologien für die Pflege in Zusammenarbeit mit Seniorinnen und Senioren selbst entwickelt werden sollen. Im besten Fall werden Angehörige und das Pflegepersonal ebenfalls mit einbezogen. Solch ein Vorgehen ist zwar aufwendig und kann mehr Zeit in Anspruch nehmen, allerdings führt es auch zu zahlreichen Vorteilen:

• Wer an Entwicklungs- und Entscheidungsprozessen beteiligt wird, ist später eher bereit, die Veränderungen dann auch mitzutragen.

• Im Entwicklungsprozess wird ein grundlegendes Verständnis von Funktionsweisen erlangt, sodass sie später auch eigenständig genutzt werden können.

• Jede Person ist Experte und Expertin für die eigene Lebenssituation, die eigenen Bedürfnisse und den eigenen Bedarf. Keine Partizipation bei der Entwicklung von Technologien für die Pflege anzustreben, würde also nicht nur zu einem schlechteren Produkt führen, sondern wäre schlicht und ergreifend arrogant und würde im schlimmsten Fall vollkommen an der Realität vorbeigehen.

Digitale Teilhabe und Partizipation ist also möglich, und beides sollte für gelungene Digitalisierungsprozesse und die Entwicklung sowie Einführung neuer Technologien berücksichtigt werden. Das ist natürlich – wie stets bei wünschenswerten, aber komplizierten Unterfangen – leichter gesagt als getan.

Außerdem möchten wir an dieser Stelle schon ausdrücklich betonen, dass nicht alles digitalisiert und durch Technologien ersetzt werden sollte. Menschlicher Kontakt in der Pflege, Fürsorge und Berührungen sind nur einige Beispiele für das, was wir als Gesellschaft nicht durch Technologien ersetzen sollten. Zwar kann eine Künstliche Intelligenz liebevoll und empathisch erscheinen, was verschiedene KIs durch das Bestehen des sogenannten Turing-Tests[38] gezeigt haben. Allerdings sollten wir uns fragen, wie wir mit der KI umgehen wollen. Naheliegend ist zumindest, dass wir vorher darüber informiert werden, wenn wir gerade mit einer KI und nicht mit einem Menschen kommunizieren.

Aber mal abgesehen davon, können Technologien uns lästige und schwere Arbeiten abnehmen. Sie können Zeit sparen und bei zielführender Anwendung die angespannte Lage in der Pflege entlasten. Sie können im Notfall auch psychische Unterstützung leisten und Einsamkeit reduzieren. Letzteres sollte jedoch nur als zusätzliche Maßnahme verstanden werden, wenn eine menschliche Fachkraft nicht zur Verfügung steht.

Wie bereits erwähnt, sind Menschen die beste Wahl für die Bereitstellung von sozialer Fürsorge. Allerdings haben wir auch schon oft erfahren, dass dies nicht immer gewährleistet werden kann. Und wäre emotionale Unterstützung durch eine KI nicht vielleicht besser als gar keine Unterstützung? Das muss natürlich jeder für sich selbst entscheiden und ausprobieren. Wir als Autorinnen sind allerdings definitiv der Ansicht, dass KI-geführte Gespräche schon jetzt eine der vielversprechendsten Einsatzmöglichkeiten sind, die es derzeit gibt!

Technologien in der Altenpflege sollen also dafür sorgen, dass Angehörige und das Pflegepersonal mehr Zeit für die menschlichen Aspekte der Pflege haben und mit allem anderen entlastet werden. Wie genau das funktionieren kann, schauen wir uns in späteren Kapiteln an. Zuvor möchten wir die in diesem Kapitel angedeuteten Chancen der Digitalisierung aber noch weiter vertiefen.

Kapitel 4

DIE ZUKUNFT IST DA! ODER?

Wir haben bisher schon viel darüber gesprochen, dass wir die Digitalisierung in der Pflege als einzige Lösung betrachten, um die Zukunft in diesem Bereich meistern zu können. Bevor wir uns in den nächsten Kapiteln genauer einzelne Möglichkeiten zur Digitalisierung und spezifische technische Unterstützungsmöglichkeiten anschauen, möchten wir hier Michael Meyer, Gertrud Stapel und Elfriede Schaaf in unterschiedlichen Zeitebenen treffen. Dabei verzichten wir explizit auf die Angabe genauer Jahreszahlen, da die technischen Entwicklungen momentan rasend schnell voranschreiten und wir bei aller Expertise nicht absehen können, ob unsere Zukunftsszenarien in fünf, zehn oder doch erst in zwanzig Jahren erreicht sein werden. Dennoch möchten wir mit Ihnen gern in eine Zeitkapsel steigen, die uns ins Gestern, Heute und Morgen der Pflege entführt!

Als Erstes besuchen wir Michael Meyer. Welches hypothetische Szenario hätte sich für ihn in der Vergangenheit ergeben, wenn er zu seinem Sohn und dessen Familie hätte ziehen müssen? Wie wäre er mit seiner Makuladegeneration, dem Verlust seiner Frau und der Betreuung von Enkel Christian klargekommen?

Michael Meyer (84)

Michael Meyer sitzt im Wohnzimmer, das er sich mit seinem Sohn, seiner Schwiegertochter und seinem Enkel Christian teilt, und hört Radio. Bevor seine Frau gestorben war, wusste nur sie, dass er Probleme mit dem Sehen hatte, besonders beim Lesen. Vor allen anderen konnte er das noch ganz gut verheimlichen. Jetzt allerdings ging dies nicht mehr. Es war Herrn Meyer äußerst unangenehm gewesen, seinem Sohn nach dem Tod seiner Frau von seinen Problemen zu erzählen und bei der Erledigung von Papierkram um Hilfe bitten zu müssen.

Kurzerhand bot seine Familie ihm an, bei ihnen im Gästezimmer unterzukommen. Seine Schwiegertochter drängte ihn auch, zum Augenarzt zu gehen und sich eine Brille verschreiben zu lassen. Obwohl Herr Meyer Arztbesuche hasste, gab er schließlich nach, doch der Augenarzt konnte ihm auch nicht helfen. Eine klassische Kurz- oder Weitsichtigkeit lag nicht vor, und anhand seiner Symptome wusste der Arzt nicht weiter.

Diese Hilflosigkeit, was sein Augenlicht betraf, und der Tod seiner Frau stimmten Herrn Meyer oft sehr trübsinnig, und schon das Aufstehen verlangte ihm morgens einiges an Kraft ab. Er war zwar dankbar, dass seine Familie sich um ihn kümmerte und er seinen Enkel Christian beim Aufwachsen begleiten konnte, doch da seine Schwiegertochter den ganzen Tag zu Hause war und er bei nichts wirklich gebraucht wurde, fühlte er sich von Zeit zu Zeit sehr nutzlos.

Michael Meyer wäre es in der Vergangenheit also nicht besonders gut ergangen. Zwar wäre er in der Geborgenheit seiner Familie untergekommen, doch für ihn wäre das nicht die beste Lösung gewesen. Er hätte seine Autonomie und die Möglichkeit vermisst, einen sinnvollen Beitrag für die Familie leisten zu können. Außerdem hätte er wohl begonnen, depressive Symptome zu entwickeln; doch auch solche Krankheiten wurden vor nicht allzu langer Zeit kaum ernst genommen. Schon gar nicht bei Männern – und auch deren eigenes Selbstbild hätte wohl verhindert, dass sie sich adäquate Hilfe suchen (das ist leider immer noch oft der Fall).

Aber schauen wir doch mal ins Hier und Jetzt. Wie geht es Herrn Meyer heute?

Michael Meyer sitzt in seinem Wohnzimmer und sieht fern, als es klingelt. Er steht auf, um zur Tür zu gehen. Bei seinem Besuch handelt es sich um sein Enkelkind Christian, der von seiner Mutter vorbeigebracht wird, damit der Großvater auf ihn aufpasst.

Als sie oben angekommen sind, begrüßt er die beiden, und seine Schwiegertochter sagt: »Hey, schön, dich zu sehen, aber mach doch bitte mal den Fernseher aus, das ist ja total laut!«

Ach verdammt, denkt Herr Meyer, das hatte er beim Aufstehen vergessen. Für ihn ist es immer das Highlight der ganzen Woche, wenn er den Nachmittag mit seinem knapp vierjährigen Enkel verbringen kann. Die beiden spielen mit Christians Bauklötzen, bis dieser irgendwann sagt, dass er Hunger hat.

Herr Meyer ist vorbereitet und hat immer Christians Lieblingsbrei auf Vorrat, den es in verschiedenen Geschmacksrichtungen gibt: Apfel, Birne oder Banane. Auf die Frage, welchen Geschmack sein Enkel heute haben möchte, verlangt dieser nach Birne. Herr Meyer geht also zum Schrank und holt das Glas heraus, das er als Birne identifiziert. Er dreht das Glas in verschiedene Richtungen, weil es ihm nicht gelingt, den Schriftzug oder das abgebildete Obst genau zu fokussieren. Aber es wird schon stimmen.

Er stellt Christian den Brei hin, und dieser beginnt zu essen, verzieht aber direkt das Gesicht. »Apfel«, ruft der Kleine ihm entgegen, isst den Brei aber trotzdem weiter.

Herr Meyer weiß, dass das keine große Sache ist, aber trotzdem ärgert es ihn, dass er solche einfachen Tätigkeiten nicht mehr richtig ausführen kann. Immerhin ist Christian nicht gegen Apfel allergisch …

Wenig später klingelt es an der Tür. Herr Meyer versucht, die Uhrzeit auf der großen Küchenuhr zu identifizieren. Es ist auf jeden Fall zu früh dafür, dass Christian schon abgeholt wird. Er geht ins Wohnzimmer, wo er durchs Fenster nach unten auf die Straße schauen kann, wer an der Wohnungstür steht. Er erkennt das Gesicht der Person nicht genau, aber die Statur lässt auf seinen Freund Udo schließen. In dem Moment schaut dieser hoch und ruft: »Mensch, Micha, mach mal die Tür auf!«

Wir sehen, dass Michael Meyer seinen Alltag heute trotz Einschränkung relativ gut bestreiten kann, aber ein paar Optimierungen wären für ihn vielleicht doch wünschenswert. Im letzten Schritt geht es nun für ihn in die Zukunft, und wir schauen, wie Technologien ihm den Alltag erleichtern können. Dazu noch kurz die Anmerkung, dass einige der dort erwähnten Technologien auch heute schon einsetzbar sind (wenn auch vielleicht nicht in dieser Perfektion und Genauigkeit). Allerdings werden sie hier im Zukunftsszenario behandelt, da sie noch nicht im Alltag der meisten Menschen angekommen sind. Jetzt aber los!

Michael Meyer sitzt in seinem Wohnzimmer und sieht fern, als es klingelt. Er steht auf, um zur Tür zu gehen, und sein Fernseher stellt sich automatisch aus. Es ist Mittwoch, 13 Uhr, und um diese Uhrzeit bekommt er immer Besuch, bei dem der Fernseher nicht mehr laufen soll – dies hatte das Gerät, das in das Intelligente Assistenzsystem in der Wohnung integriert war, gelernt. Bei dem Besuch handelt es sich um sein Enkelkind Christian, das von seiner Mutter zum Aufpassen vorbeigebracht wird. Für ihn ist das immer das Highlight der ganzen Woche, wenn er den Nachmittag mit seinem Enkel verbringen kann.

Die beiden spielen mit Christians Bauklötzen, bis dieser irgendwann sagt, dass er Hunger hat. Herr Meyer ist vorbereitet und hat immer Christians Lieblingsbrei auf Vorrat, den es in verschiedenen Geschmacksrichtungen gibt: Apfel, Birne oder Banane. Auf die Frage, welchen Geschmack sein Enkel heute haben möchte, verlangt dieser nach Birne. Herr Meyer geht also zum Schrank und holt das Glas heraus, das er als Birne identifiziert. Allerdings ist er sich nicht ganz sicher. Es könnte auch ein Apfel auf dem Glas abgebildet sein … Er sieht es einfach nicht richtig. Er geht zu der Hauptstation seines Intelligenten Assistenzsystems und hält das Glas vor dessen Kamera. Er aktiviert das System per Sprachsteuerung und fragt: »Ist der Brei Geschmacksrichtung Birne?«

Prompt antwortet die mittlerweile vertraute Stimme der Sprachassistentin: »Ja, das ist Geschmacksrichtung Birne.«

Zufrieden füllt Herr Meyer das Glas nun in eine Schale. Christian hatte währenddessen noch ein bisschen weitergespielt. Für ihn sind solche Interaktionen nichts Besonderes, er kennt es nicht anders, dass sein Opa mit seiner persönlichen Freundin und Assistentin im Haus redet.

Wenig später klingelt es an der Tür, allerdings ein bisschen früher als sonst, was auch die Sprachassistentin bestätigt, als Herr Meyer nach der Uhrzeit fragt. Erst 17 Uhr, aber Christians Mutter kommt eigentlich immer erst um 18 Uhr, um ihren Sohn abzuholen, und normalerweise meldet sie sich, wenn sie früher oder später kommt. Daher fragt er die Sprachassistentin: »Wer ist da an der Tür?« Alle Gesichter seiner Bekannten, Freunde und Familienmitglieder, die zu Besuch kommen, sind im Intelligenten Assistenzsystem gespeichert, damit er niemand Fremdem aus Versehen die Tür öffnet.

»Es sieht so aus, als wäre das dein Freund Udo. Soll ich ihn reinlassen?«

Erleichtert gibt Herr Meyer das Okay und hört, wie unten die Tür geöffnet wird. Udo wollte wahrscheinlich nur auf einen Kaffee vorbeikommen.

Die kleinen und auch einige größere Probleme in Michael Meyers Alltag lassen sich also gut mit Technologien beheben. Natürlich kann es auch sein, dass in Zukunft große Fortschritte bei der Behandlung der Makuladegeneration selbst gemacht werden, doch das übersteigt unsere Expertise und Einschätzungsmöglichkeiten. Die Botschaft, die wir für Sie haben: Technologien können bei einer autonomen Lebensführung helfen und das Leben angenehmer und sicherer gestalten.

Damit die Reisen mit unserer Zeitkapsel nicht redundant werden, beschränken wir uns bei den nächsten beiden Ausflügen zu Frau Stapel und Frau Schaaf auf die Zukunft. Sie können aber gern selbst überlegen, mit welchen Schwierigkeiten beide Frauen in der Vergangenheit und heute mit ihren jeweiligen Herausforderungen konfrontiert gewesen wären, und mit unseren Zukunftsszenarien abgleichen!

Wir erinnern uns an Frau Stapel, die ja gleich zweifach angeschlagen ist. Sie erholt sich noch von einem Schlaganfall und der gebrochenen Hüfte. Wie kann die Technik ihr zukünftig vielleicht helfen?

Gertrud Stapel (63)

Es ist Morgen, und Frau Stapel kann endlich mal länger als sonst schlafen. Seit ihrem Schlaganfall und den zusätzlichen Schmerzen in ihrer Hüfte schläft sie wirklich nur sehr schlecht und steht meistens um 5.30 Uhr mit Eugen auf, wenn er sich für die Arbeit fertig macht.

Per Sprachassistent aktiviert sie den Roboterarm an ihrem Bett, der ihr prompt hilft, sich allein aufzurichten. Neben ihrem Bett hängt schon ihr Morgenmantel, den der Roboterarm ihr ebenfalls anreicht. Sie zieht ihn an und manövriert sich vorsichtig, wieder unterstützt durch den Roboterarm, in ihren Rollstuhl. Diesen kann sie ebenfalls per Sprachsteuerung lenken, doch sie findet, die Knöpfe seien ein wenig schneller zu bedienen, und manchmal nutzt sie sogar einfach ihre Kraft zum Vorwärtsrollen, damit sie sich körperlich ein bisschen anstrengt.

Nach dem Frühstück und der ausgiebigen Zeitungslektüre widmet sie sich ihrem Fernseher mit Virtual-Reality-Funktion. Damit kann sie verschiedene Spiele spielen, die eigens zur Verbesserung ihrer kognitiven Fähigkeiten nach dem Schlaganfall installiert worden waren. Später, wenn es ihrer Hüfte besser gehen würde, könnte sie damit auch die Besuche beim Reha-Sport unterstützen und angeleitet körperliche Übungen durchführen. Eigentlich müsste sie schon jetzt gar nicht mehr zum Reha-Sport, da sie theoretisch alle Übungen ganz allein zu Hause machen könnte. Dies – so hatte man ihr erklärt – wäre mit einer Kamera oder entsprechenden Matte möglich, die erkennt, ob Übungen richtig ausgeführt werden. Dabei wäre sogar direktes Feedback möglich. Allerdings entschied sich Frau Stapel bewusst dagegen, da es ihr auch Freude bereitet, mal rauszukommen und sich mit anderen auszutauschen. Aber die Idee, die Übungen zu Hause als Ergänzung durchzuführen, gefiel ihr wirklich gut! Zudem empfindet sie es als beruhigend, dass es die Möglichkeit gibt, zu Hause zu trainieren, denn Autofahren konnte Frau Stapel erst einmal für längere Zeit nicht, und es wäre schwierig, jemanden zu finden, der sie ständig zu verschiedenen Trainingsstunden fuhr. Zudem war es sehr anstrengend für sie, und das Virtual-Reality-Training bot in solchen Fällen ebenfalls eine gute Alternative.

Sie wollte schließlich auch alles tun, um schnellstmöglich wieder fit zu werden! Um sie dabei besser zu unterstützen, hatte ihr Intelligentes Assistenzsystem auch ein Update bekommen. Die integrierte KI wurde mit allen Informationen versorgt, die sie brauchte, um bei den Themen »Schlaganfall« und »Hüftbruch« auf dem neuesten Stand zu sein. Darüber hinaus verfügte sie über die Informationen ihrer ganz persönlichen Krankenakte.

Bei kleineren Problemen war die KI also bestens mit allen Informationen versorgt, um Frau Stapel helfen zu können. Bei größeren Komplikationen, bei denen die KI nichts tun konnte, wurde Frau Stapels behandelnde Ärztin informiert. Letztens waren zum Beispiel ihre Schmerzmittel zu niedrig dosiert, und die Dosis musste angepasst werden.

Frau Stapels Ausstattung ist wahrscheinlich die komplexeste! Sie hat einen Roboterarm, ein Intelligentes Assistenzsystem mit verschiedenen integrierten Geräten und ein Virtual-Reality-System. Wem das hier zu schnell ging oder wer denkt, dass wir mit den Darstellungen übers Ziel hinausschießen, der sei auf die folgenden Kapitel verwiesen, in denen wir auf alle hier angeschnittenen Technologien genauer eingehen, erklären, wie sie funktionieren, was davon heute schon möglich wäre, aber auch, wo noch Einschränkungen bestehen.

Doch nun erst einmal zur Zukunft Frau Schaafs. Sie lebt in einer Einrichtung für betreutes Wohnen, doch auch dort hat sich einiges geändert.

Elfriede Schaaf (91)

Frau Schaaf geht es heute nicht so gut. Normalerweise steht sie immer recht früh auf und zieht sich direkt an, damit sie es im Laufe des Tages auf keinen Fall vergisst. Doch heute tut sie sich schwer, sie fühlt sich schwach und will am liebsten nur im Bett bleiben.

Plötzlich spricht jemand mit ihr: »Guten Morgen, Elfriede, ich bin Gabi, dein Intelligentes Assistenzsystem. Kann es sein, dass es dir heute nicht so gut geht?«

Frau Schaaf atmet auf, weil sie sich durch den Hinweis wieder daran erinnert, dass von der Stimme keine Gefahr ausgeht.

»Nein, ich habe schlecht geschlafen und fühle mich nicht gut.«

»Das tut mir leid«, antwortet die Stimme. »Soll ich jemanden informieren, der nach dir sieht?«

»Nein, danke, ich möchte gerade einfach meine Ruhe«, gibt Frau Schaaf zurück.

Das Intelligente Assistenzsystem entspricht zunächst ihrem Wunsch, doch als Frau Schaaf um 9 Uhr immer noch keine Anstalten macht, aus dem Bett zu kommen, gibt sie die Meldung an den Pflegedienst weiter. Der wäre im Laufe des Vormittags ohnehin gekommen, wusste aber nun schon, dass heute möglicherweise etwas nicht stimmte, und gab die Meldung weiter, dass innerhalb der nächsten fünfzehn Minuten jemand vor Ort sein würde, um nach Frau Schaaf zu sehen.

»Hallo, Elfriede, du hast eine Nachricht vom Pflegedienst, Fabio wird in zirka fünfzehn Minuten hier sein und dir ein bisschen Gesellschaft leisten.«

Daraufhin steht Frau Schaaf auf, wäscht sich und zieht sich an. All das kann sie schließlich noch gut allein! Als sie fertig ist, öffnet sich auch schon ihre Wohnungstür, und kurz überkommt sie eine Welle von Angst. Aber dann hört sie die Stimme: »Fabio ist da, er ist vom Pflegedienst.« Kurz danach sieht sie einen jungen Mann ins Wohnzimmer kommen, der sie anlächelt.

Nach ungefähr einer halben Stunde ist Fabio wieder weg, und Frau Schaaf überlegt, ob sie heute schon gefrühstückt hat. Sie kommt zu dem Schluss, dass sie sich ein Brot mit Marmelade machen will. Als sie die Marmelade zurück in einen Schrank stellen möchte, meldet sich wieder die Stimme: »Stell die Marmelade lieber zurück in den Kühlschrank, sonst könnte sie schlecht werden.«

Verwirrt sieht Frau Schaaf auf die Marmelade im Schrank. Richtig, da gehört die Marmelade wirklich nicht hin.

Falls Sie sich nach dem letzten Szenario denken: »Das ist ja schrecklich, Frau Schaaf wird vollständig überwacht!«, dann bedenken Sie bitte, dass Frau Schaaf an Demenz leidet. Diese Krankheit kann es sehr schnell unmöglich machen, allein zu Hause zu bleiben. Betroffene können ein Risiko für sich selbst und andere bedeuten. Sie sind oft verunsichert oder verängstigt, wenn sie sich an Dinge nicht erinnern können, und benötigen einfach viel mehr Unterstützung.

Die Art, wie das Intelligente Assistenzsystem mit Frau Schaaf redet, die vielen Erinnerungen und das stärkere Monitoring ihrer Alltagsaktivitäten sind bei anderen Einschränkungen oder Krankheiten sicher nicht nötig. Doch genau das ist der Vorteil. Alles kann so konfiguriert werden, wie es individuell nützlich und sinnvoll ist.

Allerdings muss hier auch angemerkt werden, dass Intelligente Assistenzsysteme bei Demenz ihre Grenzen haben. In unserem Szenario wurde das System schon im Anfangsstadium von Frau Schaafs Krankheit eingeführt. Das heißt, sie kennt es und vor allem die Sprachassistentin. Es kann aber gut sein, dass sie trotzdem irgendwann Angst vor der Stimme bekommt, wenn sie sie nicht mehr zuordnen kann. Dann fokussiert sich ein solches System auf die Sicherheit in der eigenen Wohnung. Das System spricht dann nicht mehr mit dem Bewohner. Es startet aber die Alarmierungskette, wenn ein akuter Notfall vorliegt, beispielsweise ein Sturz.

Im Fallbeispiel sendet das Intelligente Assistenzsystem eine Nachricht an den Pflegedienst, dass Frau Schaaf noch im Bett liegt, obwohl sie sonst um die Uhrzeit immer schon aufgestanden ist. Und selbst wenn technische Unterstützung irgendwann nicht mehr ausreicht, um ein einigermaßen autonomes Leben zu ermöglichen, so kann sie doch trotzdem für schöne Erfahrungen bei Demenz sorgen.

In diesen auf die Zukunft projizierten Alltagsbeschreibungen laufen die Intelligenten Assistenzsysteme und weitere Technologien schon einwandfrei, sind perfekt miteinander verbunden und aufeinander abgestimmt. Doch auch heute ist schon vieles möglich, von dem Sie bisher vielleicht nichts wussten. Diese Möglichkeiten der Digitalisierung sollen im nächsten Abschnitt kurz angerissen und in den folgenden Kapiteln weiter vertieft werden.

Die Reise mit der Zeitkapsel in das Gestern und Morgen sollte hilfreich sein, um ein Verständnis davon zu erlangen, was theoretisch möglich ist.

Wir haben bisher herausgearbeitet, warum wir aufhören sollten, ältere Menschen mit negativen Einstellungen zu betrachten, und stattdessen ihre Individualität genauso anerkennen, wie wir es auch bei allen anderen Menschen tun und wie es sich jeder und jede für sich selbst wünscht. Wir haben gezeigt, wie sich diese gesellschaftlich problematische Sichtweise auf Aspekte der Pflege auswirkt (Gesundheitsschuhe, Rollatoren und so weiter) und ihren Weg sogar in momentane Modelle für Künstliche

Intelligenz findet. Außerdem haben wir gezeigt, dass die Berücksichtigung individueller Lebensrealitäten in Zeiten des demografischen Wandels nur dann möglich wird, wenn Entscheidungsträgerinnen und -träger endlich anfangen, die technischen Lösungen auch adäquat umzusetzen.

Aber wo genau stehen wir jetzt überhaupt? Gibt es schon Intelligente Assistenzsysteme, die verschiedene Applikationen in Bezug auf Smart Home und Pflege vereinen? Wie gut sind Sprachassistenten, und was können Roboter tatsächlich? Was bedeutet E-Health, und sind Begriffe wie *Virtual Reality* und *Augmented* [erweiterte] *Reality* nicht etwas für junge Leute, die actionreiche Spiele auf den jeweiligen Konsolen spielen?

Nach den nächsten Kapiteln werden Sie zu all diesen Aspekten etwas sagen können. Sie werden verstanden haben, welche Technologien wie funktionieren, ohne dass wir uns zu sehr in technischen Details verlieren. Sie werden kennenlernen, wie die Technologien Herrn Meyer, Frau Stapel und Frau Schaaf helfen, ihren Alltag zu meistern, und wo sie noch an ihre Grenzen kommen. Am Ende hoffen wir, dass Sie sich befähigt fühlen, den Nutzen bestimmter Technologien für sich und andere einzuschätzen.

Kapitel 5
SPASS UND UNTERHALTUNG

Körperliche Gesundheit ist wichtig und der Grundstein dessen, dass es uns gut geht, egal, in welchem Alter. Wenn es dann aber mal nicht so ist, sollte die Pflege funktionieren. Der Fokus liegt dabei jedoch oft auf dem Nötigsten, zum Beispiel der Linderung und Versorgung körperlicher Beschwerden.

Dass dafür Sorge getragen wird, ist natürlich gut und richtig, doch kommt hier aus den verschiedensten Gründen die Pflege des psychischen Wohlbefindens oft zu kurz. Dabei ist sie ebenfalls essenziell für die Zufriedenheit und kann nebenbei auch dazu führen, dass körperliche Leiden entweder gar nicht erst entstehen oder man sich besser davon erholt.[39]

Deswegen möchten wir dieses Kapitel dem Spaß und der Unterhaltung widmen. Der Unterschied zu den noch kommenden Kapiteln ist, dass es sich hierbei um Technologien handelt, die größtenteils ohne die Anschaffung von neuen Geräten verfügbar und einsatzbereit sind, sofern Sie in Ihrer Wohnung einen Internetzugang und ein passendes Endgerät – Smartphone, Tablet, Laptop, Computer – haben. Die meisten kennen diese Möglichkeiten schlicht nicht, und das möchten wir nun ändern.

KOMMUNIKATION - VERBUNDENHEIT DURCH DIGITALISIERUNG

Der Mensch ist ein soziales Wesen, und daher ist das Bedürfnis danach, mit anderen zu kommunizieren, sich auszutauschen und teilzuhaben, essenziell und tief in uns verwurzelt. Kein Wunder also, dass es nicht zuträglich für das Wohlbefinden ist, wenn das Bedürfnis nach Verbundenheit durch Einschränkungen oder Krankheiten zu kurz kommt, weil man nicht allein rauskann. Für viele ist dann das Telefon der tägliche Zugang zur Außenwelt. Spätestens seit der Coronapandemie sind dazu vielleicht noch die Videotelefonie beziehungsweise die Videokonferenzen hinzugekommen.

Das ist aber noch nicht das Ende dessen, was möglich ist. Es geht noch so viel mehr, wenn man digitale Medien nutzt. Dies drückt sich schon durch den Namen aus. »Medium« kommt aus dem Lateinischen und bedeutet so viel wie »das in der Mitte«. Es handelt sich also um vermittelnde und verbindende Medien, mit denen man eine Vielfalt an Möglichkeiten hat.

Wer zum Beispiel vergeblich auf einen Anruf seiner Kinder oder Enkelkinder wartet, der könnte es mal mit Messenger-Diensten versuchen und eigeninitiativ eine Nachricht an sie schreiben. Vielleicht gibt es ja auch eine Familiengruppe, in der man direkt mitbekommt, wenn wieder ein Bild vom Nachwuchs – egal, ob Enkelkind, Hund, Katze oder doch Schildkröte – gepostet wurde. Wenn Sie sich dafür noch nicht fit genug fühlen, gibt es Unterstützungsangebote zum Umgang mit Smartphones, Laptops und so weiter von verschiedenen Anbietern.

Doch manchmal hat man neben familiären Beziehungen den Wunsch, andere, neue Leute kennenzulernen, und fragt sich, wie das heutzutage möglich ist. Früher ist man vielleicht in die Kneipe um die Ecke gegangen, die heute entweder dichtgemacht worden ist oder zu einer schicken Kaffeerösterei umgestaltet wurde. Wohin also gehen, um zwanglos neue Leute kennenzulernen? Tatsächlich geht das auch ganz gut online. Ein Beispiel ist der Verein »Wege aus der Einsamkeit«. Hier gibt es verschiedene Angebote wie einerseits die oben angesprochene Unterstützung zum Umgang mit technischen Endgeräten, aber andererseits auch Videomeetings über Zoom, bei denen man ins Gespräch kommen kann. Auch Sitzyoga-Sessions, Quizze oder andere zum Mitmachen anregende Veranstaltungen werden angeboten.

Wem das alles aber schon zu viel ist, weil er oder sie keine Lust hat, sich mit digitalen Endgeräten zu beschäftigen, oder die jeweiligen Apps wie Zoom oder Messenger-Dienste nicht nutzen möchte, für den oder die gibt es weitere Möglichkeiten, digital am Leben anderer teilzuhaben. Dafür braucht es einen sogenannten »intelligenten Bilderrahmen« und gegebenenfalls Angehörige, die die einmalige Einrichtung übernehmen. Anschließend können Angehörige darüber mittels einer kostenlosen App Bilder und Texte versenden, die auf den WLAN-fähigen Bilderrahmen angezeigt werden. Auch die Durchführung von Videoanrufen ist bei einigen Anbietern (zum Beispiel Enna) schon möglich. Am besten platziert man diesen also gut sichtbar an einem Ort, an dem das jeweilige Gerät oft im Blickfeld der Nutzerinnen und Nutzer ist. Die Geräte sind erschwinglich. Einmal eingestellt, benötigt man für die Nutzung kaum technische Kenntnisse.

Eine weitere Möglichkeit, ohne den Neuerwerb technischen Know-hows am gesellschaftlichen oder familiären Leben teilzuhaben, ist der »Silberdraht« – es ist schon erstaunlich, in wie vielen Angeboten für ältere Menschen das Wort »Silber« vorkommt. Beim »Silberdraht« sollen digitale Informationen in analoger Form zugänglich gemacht werden. Momentan gibt es zwar keinen allgemeinen »Silberdraht«, dafür aber regionale Angebote, die unter dem Namen im Internet zu finden sind. Die Plattform kann über das Telefon angerufen werden. Dabei kann man lokale und überregionale Nachrichten, aktuelle Informationen und verschiedene Unterhaltungsangebote abhören.

(VIDEO)SPIELE UND SPORT

Viele Leute spielen gern, ob nun analog oder digital, bis ins hohe Alter. Die meisten analogen Spiele sind auch explizit so gekennzeichnet, dass sie ohne Altersbegrenzung nach oben spielbar sind – sofern es nicht gerade das Verrenkungsspiel »Twister« ist. Trotzdem gibt es bei analogen Spielen Hindernisse, zum Beispiel, dass die Schrift auf den Karten zu klein ist oder die Einzelteile zu winzig zum Greifen sind. Diesbezüglich haben digitale Spiele schon mal den Vorteil, dass man die Einstellungen den eigenen Bedürfnissen anpassen kann. Schrift zu klein? Dann wird sie eben größer gemacht!

Bei digitalen Spielen oder Videospielen handelt es sich nicht nur um Anwendungen für »junge« Leute. Für alle Zielgruppen ist etwas dabei, zum Beispiel:

• Online-Treffen zum Kartenspielen oder zu anderen Gesellschaftsspielen, die sonst analog stattfinden würden (falls aus bestimmten Gründen ein Treffen in Präsenz nicht möglich ist),
• Gedächtnisspiele an Smartphones, Tablet oder PCs,
• Online-Spiele, bei denen man ebenfalls mit anderen digital kommunizieren kann,

- besondere Spiele für Menschen mit Demenz (auch spezielle Demenz-Tablets), motorischen Sprachstörungen, Schlaganfall und so weiter.

Wer beim Spielen nicht nur rumsitzen möchte, der kann auch virtuelle Bewegungsangebote wahrnehmen. Da gibt es mittlerweile schon verschiedene Anbieter, die zum Beispiel auf YouTube Videos hochladen, die speziell Mitmachangebote und Tipps für Bewegung im Alltag und in den eigenen vier Wänden liefern. Das Ganze kann durch digitale Helfer noch erweitert werden, sodass die Bewegungsabläufe bei Übungen überprüft werden und man, wenn nötig, Feedback zur Optimierung erhält.

KULTURANGEBOTE

Wer gern Kulturangebote wahrnimmt, der ist hier genau richtig, denn auch Mediennutzung kann als Teil kultureller Bildung begriffen werden. Dazu gehören Musik, Reisen, Museumsbesuche und vieles mehr.

Bei der Musik kann man ganz einfach mit Streamingdiensten wie Spotify anfangen. Man hat Zugriff auf unglaublich viele Titel und muss nicht erst seine angestaubten CDs aus dem Regal kramen. Theoretisch braucht man nicht mal die jeweilige App auf dem Smartphone zu bedienen, sondern kann einfach per Sprachsteuerung kommunizieren, dass Musik abgespielt werden soll. Aber nicht nur die üblichen »Konserven« finden ihren Weg ins eigene Zuhause, auch die Teilnahme an virtuellen Konzerten ist möglich. Die Berliner Philharmoniker bieten dies zum Beispiel in der »Digital Concert Hall« an, auch die Elbphilharmonie in Hamburg ermöglicht Live-Übertragungen von Konzerten und virtuelle Führungen durchs Haus.

Wer darüber hinaus vielleicht auch etwas über Musiktheorie lernen möchte, kann sich zum Beispiel an den Volkshochschulen über entsprechende Online-Angebote informieren. Der Verweis auf Musiktheorie war an dieser Stelle auch nur die Überleitung, denn es gibt für die verschiedensten Themen entsprechende Angebote von Hobbykursen bis hin zur Hochschulveranstaltung.

Auch in Hinblick auf Reisen ist digital schon sehr viel möglich. Durch Berichte und Reportagen in den Mediatheken des öffentlichen Rundfunks (ARD, ZDF, Arte und so weiter) kann man sich seine liebsten Reiseziele jederzeit direkt auf dem Fernseher anschauen. Wem das aber noch nicht reicht oder wer lieber selbst erkunden möchte, der kann sich Google Streetview, Online-Webcams mit Live-Bildern oder der 360-Grad-Ansichten von Städten bedienen. Gibt man dort einen Zielort ein, erhält man 360-Grad Bilder der jeweiligen Orte und kann sich da digital weiterbewegen.

Es ist auch möglich, den gleichen Ort in der Vergangenheit zu besuchen. Dies ist besonders für die Personen interessant, die gern erleben möchten, wie sich ein Ort im Laufe der Zeit verändert hat.

An dieser Stelle ist besonders auch »Google Arts and Culture« hervorzuheben. Hier finden sich täglich interessante kulturelle Inhalte, Spiele und die Möglichkeit zur Entdeckung von Museen und Kunst auf der ganzen Welt.

Wer sich wieder mehr Gesellschaft wünscht oder keine Lust hat, sich selbst durch die verschiedenen Orte zu klicken, für den sind vielleicht eher virtuelle Stadtführungen das Richtige (zum Beispiel über das Videotelefonie-Programm Zoom). Das funktioniert genauso wie eine normale Stadtführung, nur dass man eben nicht einem Guide hinterherläuft, sondern über digitale Medien mitgenommen wird.

FAZIT: ZU HAUSE BLEIBEN?

Das Fazit dieses Kapitels ist natürlich nicht, zu Hause zu bleiben und nicht mehr vor die Tür zu gehen. Dieses Buch ist für die verschiedensten Menschen geschrieben. Vielleicht sind Sie Angehörige oder Angehöriger einer älteren Person und möchten ihr das Leben gern durch solche Angebote der digitalen Teilhabe schöner machen. Möglicherweise sind Sie aber auch schon selbst älter, wollen noch viel herumkommen und suchen nach zusätzlichen Möglichkeiten, den grauen verregneten Sonntag ereignisreicher zu gestalten. Oder Sie sind gerade auch in einer Situation, in der Sie aufgrund von körperlichen Einschränkungen all die Dinge aus diesem Kapitel wirklich nicht analog tun können.

Für diese und andere Personengruppen soll das hier Gesagte ein Anfang sein, sich über die aktuellen technischen Möglichkeiten zu informieren. Möglicherweise kannten Sie die ein oder andere Funktion auch schon. Allerdings gibt es sicher auch Leserinnen und Leser, für die das alles neu ist, die bislang mit Technologien wenig am Hut hatten, die sich aber jetzt informieren möchten.

Dieses Kapitel sollte Ihnen eine Orientierung geben, was mit einem einfachen digitalen Endgerät ohne Weiteres praktisch sofort möglich ist. Im Folgenden geht es um noch »unbekanntere« Technologien oder solche, von denen Sie zwar vielleicht schon gehört haben, aber nicht genau wissen, was dahintersteckt.

Kapitel 6
KI FÜR DAS ALTER

Wir haben also bereits beschrieben, was mit einem digitalen Endgerät alles möglich ist. Doch bevor wir uns in den folgenden Kapiteln mit weiteren und weniger bekannten Technologien beschäftigen, möchten wir einen zentralen Begriff genauer beleuchten: die »Künstliche Intelligenz«. Genauer gesagt, wollen wir damit aufräumen, was unter KI zu verstehen ist, denn bei allen Technologien, die wir in den Kapiteln 7 bis 11 behandeln werden, spielt KI eine Rolle. Damit wir uns im Folgenden nicht ständig mit technischen Details aufhalten müssen, werden wir dieses Kapitel als »Vorläufer« für detailliertere Erläuterungen nutzen. Dabei möchten wir KI zunächst definieren, wichtige Begriffe erklären, abgrenzen und Ihnen aufzeigen, welchen großen Nutzen sie explizit für ältere Menschen haben kann.

Nehmen Sie sich dafür gern selbst einen Moment Zeit und überlegen für sich, wo Ihnen KI schon jetzt im Alltag begegnet ...

Wenn Sie bereits ein wenig über KI wissen, sind Ihnen wahrscheinlich direkt Smartphones und darin enthaltene Sprachassistenten eingefallen. Auch so etwas wie Einparkassistenten im Auto oder die automatisierte Auswertung von Röntgenaufnahmen sowie der personalisierte Newsfeed in sozialen Netzwerken wie Facebook oder Instagram funktionieren mit KI. Sie ist also nicht ganz neu, sondern findet schon lange in unser aller Leben Anwendung. Doch KI ist nicht gleich KI, und deshalb möchten wir hier bei der Begrifflichkeit erst einmal ein wenig konkretisieren, bevor wir genauer auf einzelne Technologien eingehen, bei denen KI integriert ist.

KI VERSTEHEN

KI wird als Oberbegriff für viele verschiedene Verfahren verwendet. Gemeinsam ist diesen Verfahren, dass aus gegebenen Daten neue Informationen in Form von Vorhersagen, Klassifikationen oder Regeln generiert werden.[40]

Sehr häufig vermischen sich im allgemeinen Sprachgebrauch zwei Vorstellungen von KI, die in der Fachbegrifflichkeit in »schwache« und »starke« KI unterteilt werden. Eine »starke« KI, die über eine Form von Bewusstsein verfügt und um die eigene Existenz weiß, gibt es bisher aber nur in Science-Fiction-Filmen. Ganz abgesehen von der ethischen Frage, ob wir eine solche KI im echten Leben hervorbringen sollten, ist auch die technische Machbarkeit eines derartigen Projekts umstritten. Sollten Sie also bisher ein ungutes Gefühl gehabt haben, wenn es um KI im Alltag geht, können Sie zumindest davon ausgehen, dass es sich bei momentanen KI-gestützten Anwendungen um die »schwache« Version handelt. Noch übernehmen die Maschinen ganz sicher nicht die Weltherrschaft.

Allerdings bleibt es kompliziert, denn auch wenn wir von »schwacher« KI sprechen, müssen wir erneut verschiedene Verfahren unterteilen. Die aktuell relevanteste Form ist dabei das sogenannte maschinelle Lernen (*Machine Learning*). Dabei werden Algorithmen entwickelt, die es den Maschinen beziehungsweise Computern ermöglichen, aus Daten quasi selbstständig zu lernen. Hierbei spricht man von der Erstellung von »Modellen«, die bestimmte Muster in den Daten erkennen und Vorhersagen oder Entscheidungen treffen können. Man kann darüber streiten, ob diese Modelle wirklich »neues« Wissen hervorbringen. In jedem Fall kann die KI zur Generierung ihrer Antworten auf die ihr zur Verfügung gestellten riesigen Datenmengen zurückgreifen. Und im Gegensatz zur »herkömmlichen« Statistik verbessert sich die KI beim maschinellen Lernen mit neuen Daten immer weiter.

Das Handlungsfeld der KI kann entweder sehr spezifisch sein, wenn eine konkrete Aufgabe so genau wie möglich erfüllt werden soll, oder eher unspezifisch. Bei Letzterem werden der KI keine Ziele vorgegeben, sondern Muster oder Regeln sollen eigenständig erkannt werden. Auf diese Weise können Zusammenhänge aufgedeckt werden, die sonst vielleicht verborgen blieben. Beispiele dafür sind die Sprach- oder Bilderkennung. Beides haben wir schon in unseren Fallbeispielen kennengelernt, als Frau Schaaf mit ihrem Intelligenten Assistenzsystem sprach oder Herr Meyer eine KI fragte, ob es sich bei dem Bild auf dem Glas um einen Apfel oder eine Birne handelte. Solche Apps gibt es mittlerweile auch für vollständig blinde oder auf andere Weise sehbehinderte Menschen.[41]

Ein wichtiger Aspekt von KI ist das sogenannte *Natural Language Processing* (NLP)[42], das es Maschinen ermöglicht, Sprache oder Texte zu verarbeiten, zu interpretieren und für Menschen einfach verständliche Antworten zu generieren. Ein Sprachmodell, das im November 2022 und darüber hinaus für zahlreiche Diskussionsrunden in Talkshows und der gesamten Medienlandschaft verantwortlich war, ist ChatGPT. ChatGPT ist ein von der Firma OpenAI erarbeitetes »großes Sprachmodell«, das entwickelt wurde, um menschenähnliche Konversationen zu führen und Fragen zu beantworten.[43] Die ausgegebenen Texte von ChatGPT sind schon jetzt qualitativ sehr hochwertig und können oftmals nicht mehr von Texten unterschieden werden, die von Menschen verfasst wurden. Zudem lernt ChatGPT durchgehend weiter und wird im Laufe der Zeit voraussichtlich immer besser.

Damit scheint diese Technologie endgültig in der Gesellschaft angekommen zu sein. An dieser Stelle ist es wichtig zu erwähnen, dass wir ChatGPT für unsere Erklärung als populäres und momentan bekanntestes Beispiel zur Veranschaulichung einer sprachgenerierenden KI verwendet haben. ChatGPT ist jedoch bei Weitem nicht das einzige Sprachmodell.

Tatsächlich gibt es noch viele andere Sprachmodelle, die teilweise auch für ganz spezielle Zwecke programmiert werden. Im Kontext dieses Buchs relevante Beispiele sind etwa:

- einfühlsame Sprachassistenten, die über psychotherapeutisches Wissen verfügen,
- Ernährungsberater, die bei speziellen Ernährungsformen oder der Diätberatung helfen können (unter anderem für Diabetikerinnen und Diabetiker relevant),
- aufs »Plaudern« programmierte Sprachassistenten, die über alles Mögliche mit Ihnen sprechen können (etwa die schönsten Urlaubsziele in Frankreich),
- spirituelle oder religiös geschulte Sprachassistenten, die mit Ihnen wie ein Seelsorger sprechen können (alle Religionen).

Hinzu kommt, dass die Entwicklung von Sprachassistenten noch lange nicht abgeschlossen ist. Sie werden schneller, aktueller, präziser, besser und können und werden vieles verändern. Wo genau die Problematiken, vor allem aber auch die Chancen – insbesondere für ältere Menschen – bei KI-gestützten Anwendungen liegen, schauen wir uns wie versprochen im Folgenden auch noch an.

Basierend auf den Ihnen nun vorliegenden Erklärungen und den – zugegeben manchmal doch sehr technisch klingenden – Definitionen der zentralen Begrifflichkeiten im Zusammenhang mit Künstlicher Intelligenz, verzichten wir in den folgenden Kapiteln nun, so gut es geht, auf erneute technische Ausführungen. Diesbezüglich sei auch noch angemerkt, dass wir dieses Kapitel für technisch interessierte Leserinnen und Leser geschrieben haben, die an genauen Begrifflichkeiten und Hintergrundinformationen interessiert sind. Doch wir haben es auch geschrieben, um uns im Folgenden nicht in technischen Details zu verlieren und auf das Wesentliche konzentrieren zu können. Daher werden wir nun oft einfach von KI oder KI-gestützten Anwendungen sprechen, auch wenn eine präzisere Wortwahl die richtige wäre. Dennoch haben Sie nun hoffentlich ein etwas »aufgeräumteres« Bild von KI als vorher und können darauf zurückgreifen – oder es hier zumindest noch einmal nachschlagen, wenn Sie möchten.

PROBLEME VON KI

Neben diesen ersten Einblicken in die Möglichkeiten für Künstliche Intelligenz im Alter und in die, die Sie noch kennenlernen werden, möchten wir uns kurz die Zeit nehmen, auch die aktuellen Probleme zu beleuchten; die gibt es nämlich genauso wie die Chancen. Das ist ganz normal, denn die Komplexität der Welt bringt es oft mit sich, dass mit jeder Lösung immer auch Schwierigkeiten auftreten oder mit der Zeit Nebenwirkungen sichtbar werden. Das ist bei Medikamenten nicht anders als bei Technologien, aber die meisten Menschen würden wahrscheinlich das Medikament der Krankheit vorziehen. Ob und wie Sie die KI und ihre Anwendungen nutzen, können letztlich nur Sie selbst entscheiden.

Zunächst ist festzuhalten, dass es keine KI ohne Daten gibt. Die KI muss aus den Daten lernen, beziehungsweise die Algorithmen brauchen Informationen, um überhaupt mit einer Aufgabe beginnen zu können. Was auf den ersten Blick beruhigend und nach Kontrolle klingen mag – denn wir als Menschheit oder zumindest sehr kluge Menschen entscheiden ja schließlich, welchen Input die KI bekommt –, ist es leider nicht unbedingt. Daten sind entweder nicht so gut, wie wir sie gern hätten, weil es zum Beispiel zu wenige Informationen über gesellschaftliche Minderheiten gibt oder die Daten die Realität so abbilden, wie sie heute ist, mit all den bestehenden negativen Vorurteilen gegenüber bestimmten Gruppen von Menschen.[44]

Da KI nicht ethisch oder anhand von internalisierten Normen und Werten handeln kann, übernimmt sie gefundene Muster unhinterfragt, also auch Vorurteile. Man denke zum Beispiel an das erste Kapitel dieses Buchs, in dem wir einer KI die Aufgabe gestellt haben, das Bild einer älteren Frau zu generieren. Das Resultat war so stereotyp, wie es nur sein kann, mit schlichten Farben und Hornbrille. Darüber hinaus konnte zum Beispiel auch eine Studie zeigen, dass Frauen eher schlechter bezahlte Jobs angeboten werden, wenn KI im Auswahlprozess eingesetzt wird.[45]

Auch die Spracherkennung hat lange Zeit deutlich besser auf männliche als auf weibliche Stimmen und positiver auf junge kräftige als auf ältere schwächere Stimmen reagiert. Sprachassistenten, die speziell älteren Menschen helfen sollen, müssen dementsprechend auch mit älteren Stimmen trainiert werden, um diese einwandfrei zu verstehen.

Die betreffenden Unternehmen sind sich dieser Problematik bewusst und handeln schon demgemäß. Auch muss festgehalten werden, dass das Problem der diskriminierenden KI erkannt wurde, Initiativen dagegen ergriffen werden und es schon deutliche Verbesserungen gibt.[46]

Bei ChatGPT ist die Problematik etwas anderer Natur und ein wenig schwieriger zu durchschauen, geschweige denn zu beheben. Wenn Sie schon einmal mit ChatGPT »kommuniziert« haben, ist es Ihnen vielleicht auch aufgefallen, dass der Chatbot[47] Sie »angelogen« hat. Wobei das Wort »lügen« an dieser Stelle nicht richtig passt, da der Chatbot Sie nicht mutwillig anlügen kann. Dafür wäre ein Bewusstsein notwendig, und wir wissen ja schon, dass heutige KI-Anwendungen nicht über ein solches Bewusstsein verfügen. Für dieses Phänomen der statistischen Falschinformation hat sich der Begriff des »Halluzinierens« etabliert, der den Vorgang passender beschreibt.

Wenn Ihnen so etwas schon einmal passiert ist, wird es Ihnen vielleicht direkt aufgefallen sein, möglicherweise erst nach einer eigenen anschließenden Recherche, oder aber die Falschinformation ist auch schlichtweg unbemerkt geblieben. Letzteres kann sehr gut sein, da der Chatbot richtige und falsche Informationen gleichermaßen in flüssige und auf den ersten Blick sehr logisch klingende Sätze verpackt. In ChatGPT ist es wichtiger, schöne Sätze zu bauen, als korrekte Fakten zu nennen – es ist halt ein Sprachmodell.

Besonders auffällig werden Falschinformationen jedoch, wenn man im Verlauf des Chats nach passenden Quellen für die Inhalte fragt, die ChatGPT bereitstellt. Dann erhält man zwar viele sehr seriös wirkende Zitationen, sollte diese aber niemals einfach ohne Kontrolle übernehmen. Denn bei genauerer Recherche fällt oftmals auf, dass es viele Quellen einfach nicht gibt. Genau das Gleiche kann auch bei anderen Themen passieren, doch da die Informationen in einen flüssigen, zusammenhängenden Text eingebettet sind, fallen einzelne Fehlinformationen in der Regel nur Expertinnen und Experten auf.

Falls Sie sich nun fragen, warum ChatGPT das macht, müssen wir uns für die Beantwortung dieser Frage die Funktionsweise hinter Sprachmodellen wie ChatGPT genauer anschauen.

Wie schon erwähnt, müssen KI-basierte Sprachmodelle zunächst mit Daten trainiert werden. Das können Bücher, Artikel oder auch Websites sein, anhand deren das Sprachmodell Muster, Zusammenhänge und Regeln lernt. Die Antworten, die der Chatbot dann auf einen Prompt[48] liefert, basieren einzig auf diesen vorher »erlernten« Daten. Genauer gesagt, die Antworttexte werden auf Grundlage von Wahrscheinlichkeiten bestimmt.

Wenn ich ChatGPT also frage: »Woraus besteht Pizza?«, erhalte ich beispielsweise folgende Antwort: »Pizza besteht in der Regel aus einem flachen Teig, der aus Mehl, Wasser, Hefe, Salz und oft auch etwas Öl hergestellt wird. Der Teig wird geknetet, auf eine runde Form ausgerollt und anschließend mit verschiedenen Zutaten belegt.« Diese Antwort stimmt, doch Nutzerinnen und Nutzern solcher Chatbots muss immer klar sein, dass die Sprachmodelle selbst über kein wirkliches Verständnis der Inhalte verfügen. Und wie gesagt haben sie erst recht kein Bewusstsein. ChatGPT *weiß* also nicht wirklich, was Pizza ist, und verfügt über keine mentale Repräsentation von Pizza, wie wir Menschen es tun. Die Antworten des Chatbots basieren lediglich auf statistischen Wahrscheinlichkeiten und darauf, wie gut die Beispiele aus den Trainingsdaten auf die gestellte Anfrage passen. Zugegeben, das funktioniert schon richtig gut und wird noch besser werden. Doch eben weil kein wirkliches Verständnis vorliegt, können die Antworten halt auch ungenau oder fehlerhaft sein.

Diesbezüglich ist jedoch auch noch ein weiterer Punkt von höchster Relevanz. Sprachassistenten werden an vielen Stellen eingesetzt, zum Beispiel im Kundenservice, als Chatbots, zur Informationssuche oder in der Medizin beziehungsweise im Gesundheitswesen. Dabei ist es zum Teil für Menschen jedoch nicht mehr ohne Weiteres erkennbar, ob es sich bei dem Gesprächspartner beziehungsweise der Gesprächspartnerin um einen Menschen oder einen Sprachassistenten handelt. Faktoren wie fehlende Authentizität oder Vertrauen sowie das Auftreten von Missverständnissen oder den oben genannten Fehlinformationen können dann problematisch sein. Die EU ist auf dieses Problem bereits aufmerksam geworden und strebt nach der Lösung einer gemeinsamen Kennzeichnungspflicht, wenn Sprachassistenten zum Einsatz kommen.

EINBLICK IN KI-LÖSUNGEN FÜR ÄLTERE

Neben diesen grundsätzlichen Problemen, die nicht außer Acht gelassen werden sollten, sprechen wir nun über KI-Lösungen für Ältere, denn dabei ist das Potenzial unfassbar groß. Man kann sogar sagen, dass sie am meisten von KI-Lösungen profitieren können. Wir werden Ihnen zeigen, warum wir davon überzeugt sind. Sie erfahren hauptsächlich etwas über den Nutzen einiger Technologien, die wir als besonders zentral für Ältere erachten. Doch neben Intelligenten Assistenzsystemen, Sprachassistenten, E-Health, Robotik sowie Virtual und Augmented Reality gibt es noch so viel mehr. Auf einige hilfreiche KI-Lösungen möchten wir an dieser Stelle schon kurz als kleinen Vorgeschmack eingehen.

Als Erstes geht es um KI-Lösungen, die bei der körperlichen Betätigung unterstützen können. Grundsätzlich gilt dies natürlich für Jung und Alt, doch wo es für Jüngere oft kein Problem ist, den Weg in ein Fitnessstudio aufzunehmen, ist es für Menschen mit Einschränkungen vielleicht schwieriger oder unbequemer. Da können verschiedene Applikationen helfen, die in den eigenen vier Wänden installiert werden. Wenn also zusätzlich zu einem Besuch beim Physiotherapeuten Übungen jederzeit zu Hause durchgeführt werden können, ist das eine sinnvolle Ergänzung. Helfen können dabei zum Beispiel die bereits erwähnten Matten, die mit Sensoren ausgestattet sind, um das Training zu überwachen und gegebenenfalls fehlerhafte Bewegungen zu korrigieren. Die KI kann auch erkennen, wenn einzelne Übungen nicht optimal für die Ausführenden sind. Sie lernt dies und passt das Programm im weiteren Verlauf an.

Nicht zuletzt gibt es noch Anwendungen, die die Flüssigkeitszusammensetzung im Körper oder das Gleichgewicht und die Stabilität der Anwendenden überwachen und rückmelden, wenn die persönliche Belastungsgrenze erreicht ist. Das Training kann demnach ganz individuell so angepasst werden, wie es dem jeweiligen Fitness-Level entspricht.[49]

Neben dieser Möglichkeit, die grundsätzlich für jedermann und -frau geeignet ist, gibt es noch weitere KI-Anwendungen, die spezifisch für die Pflege sinnvoll sind. Ein Beispiel ist die KI zur Beantragung oder Verwaltung von Leistungen für Pflegebedürftige. Wenn Sie selbst Anspruch auf bestimmte Pflegeleistungen haben, sie einmal beantragen mussten oder dies für Angehörige übernommen haben, dann kennen Sie den Bürokratie-Dschungel nur zu gut. Die Beantragung von Pflegeleistungen ist mit viel Zeit und Aufwand verbunden, und manchmal ist es schwierig herauszufinden, auf was genau wer mit welchen Einschränkungen alles Anspruch hat. Dabei kann KI nun helfen. Sie lernt die Regeln und die Voraussetzungen für die jeweiligen Leistungen und kann die Antragstellenden mit der Verwendung von leicht verständlicher Sprache durch den Prozess führen.[50]

Vor dem Anspruch auf Pflegeleistung steht in den meisten Fällen jedoch das Auftreten von Einschränkungen oder Krankheiten, die erst dazu führen, dass die Leistung erforderlich wird. Neben regelmäßigen Vorsorgeuntersuchungen beim Arzt kann KI aber auch helfen, bestimmte Krankheiten frühzeitig zu erkennen. Ein Beispiel ist hier die Früherkennung von Demenz[51] anhand bestimmter Verhaltensweisen oder auch des Ganges. Es kann somit sein, dass KI erkennt, wenn jemand seine gewohnte Tagesstruktur verändert oder der Gang langsamer wird und die einzelnen Schritte in ihrer Dauer stark voneinander abweichen. Solche Symptome, die oft in einer frühen Phase der Krankheit auftreten, bleiben oft unerkannt, könnten bei frühzeitiger Behandlung jedoch zur Verlangsamung des Fortschreitens der Erkrankung beitragen. Das Gleiche geht auch bei anderen Krankheiten wie zum Beispiel Parkinson.

Wo sich KI in der Pflege schon stärker etabliert hat, ist bei der Erstellung von Routenplänen in der ambulanten Pflege. Dies wirkt sich in vielerlei Hinsicht günstig aus. Die Routen können so optimiert werden, dass nah beieinanderliegende Wohnungen nacheinander abgefahren, einige Strecken zu Stoßzeiten gemieden werden und somit viel Zeit gespart wird. Ein positiver Nebeneffekt ist hier, dass es auch umweltfreundlicher ist, da weniger Kraftstoff beziehungsweise Energie verbraucht wird! Zudem sorgt die effiziente Routenplanung für mehr Zeit und weniger Verkehrsstress bei den Pflegekräften. Das ist nicht nur für sie selbst gut, sondern kommt dank mehr Zeit auch bei den Pflegebedürftigen an.

Das Bundesministerium für Bildung und Forschung ist ebenfalls auf die chancenreichen KI-Anwendungen für Ältere aufmerksam geworden und fördert Projekte, in denen erforscht wird, wie KI-Systeme im Pflegealltag nutzbar gemacht werden können. Dazu gehört einerseits die Möglichkeit zur nachhaltigen Verwendung von digitalen Daten sowie die konkrete Anwendung im Pflegealltag.[52]

Wir hoffen, dass Sie nun ein umfassenderes Verständnis von KI haben als vorher. Jetzt sind Sie gerüstet für die nächsten Kapitel dieses Buchs, in denen verschiedene Technologien behandelt werden, die unter anderem mit KI funktionieren.

Kapitel 7
INTELLIGENTE ASSISTENZ-SYSTEME

Jetzt geht's richtig los. Mit diesem Kapitel beginnen wir, detaillierter als bisher über die modernen Technologien, ihre Möglichkeiten, aber auch Grenzen aufzuklären. Und wir starten mit dem *Intelligenten Assistenzsystem*.

Zwar haben Sie diesen Begriff in den ersten Kapiteln schon mehrmals gelesen und mittlerweile sicher einen ersten Eindruck davon gewonnen, was man sich grob darunter vorstellen kann. Aber mal ehrlich: Hätten Sie sich vorher etwas unter »Intelligenten Assistenzsystemen« vorstellen können? Hätten Sie gewusst, was damit gemeint ist und dass solche Systeme auch im Kontext der Unterstützung von Menschen mit Einschränkungen eine Rolle spielen?

Vielleicht hatten Sie eine vage Vorstellung von einzelnen Technologien, von denen Sie schon mal gehört haben oder die Sie sogar selbst nutzen. Vielleicht sind Sie aber auch völlig überfragt oder wissen nicht genau, worum es geht. Egal, was auf Sie speziell zutreffen mag, es sollte Sie nicht daran hindern, dieses Kapitel zu lesen und gegebenenfalls etwas Neues zu lernen, denn die Möglichkeiten von Intelligenten Assistenzsystemen in der Pflege sind enorm. Unserer Erfahrung nach wissen die meisten Leute eben nicht, worum es sich dabei handelt, und vor allem nicht, welchen Nutzen die Technologien haben könnten. In Interviews, die wir im Rahmen einer Untersuchung mit einigen Seniorinnen und Senioren zwischen sechzig und neunzig Jahren geführt haben, wusste tatsächlich niemand, worum es dabei geht. Das ist natürlich nicht repräsentativ. Doch andere Untersuchungen weisen darauf hin, dass 69 Prozent der Altersgruppe ab sechzig Jahren den Umgang mit Technik teilweise oder ziemlich schwierig finden, wohingegen dies in der Altersgruppe von 18 bis 29 Jahren nur 13 Prozent äußerten.[53] Da scheint es nicht verwunderlich, dass Menschen, die ohnehin glauben, mit Technologien nicht umgehen zu können, auch wenig bis kein Interesse zeigen, sich über neue Möglichkeiten zu informieren.

Wer schon mal etwas von Intelligenten Assistenzsystemen gehört hat, weiß, dass sie keineswegs nur im Bereich der Altenpflege eingesetzt werden, sondern mittlerweile zahlreiche Unterstützungsmöglichkeiten in der Informationsbereitstellung, Ausführungsunterstützung oder Qualitätskontrolle bieten.[54] In diesem Buch werden wir uns natürlich schwerpunktmäßig auf den Einsatz im häuslichen Bereich von Seniorinnen und Senioren und zur Unterstützung der Pflegekräfte oder pflegenden beziehungsweise besorgten Angehörigen beschäftigen.

Jeder, der geliebte Menschen in einem etwas betagteren Alter hat, kennt vermutlich die Sorge darum, dass ihnen etwas passieren könnte. Viele, wie auch Elfriede Schaaf, Gertrud Stapel und Michael Meyer, haben individuelle Einschränkungen, die ihnen den Alltag an der einen oder anderen Stelle erschweren. Zudem erhöht sich die Gefahr für unfallbedingte Verletzungen durch ebendiese Einschränkungen. Besonders bei allein lebenden älteren Personen ist diese Sorge sehr zentral. Doch oft kann niemand – auch nicht Kinder, Enkelkinder, Freunde oder Verwandte – an sieben Tagen der Woche rund um die Uhr zur Stelle sein. Dies führt zu Sorgen, Stress und Schuldgefühlen im Alltag der Familienmitglieder. Eine besondere Herausforderung ist dies für Angehörige, die nicht »direkt um die Ecke« wohnen, sondern weiter weg. Der *Spiegel* berichtete, dass 30 Prozent von ihnen mehr als 100 Kilometer fahren, wenn sie ihre Eltern besuchen möchten, wobei 11 Prozent sogar mehr als 500 Kilometer Wegstrecke zu bewältigen haben.[55]

Jeder hat sein eigenes Leben und seine eigenen alltäglichen Herausforderungen zu meistern. Da wäre es doch schön, wenn es einen digitalen Assistenten gäbe, der in der häuslichen Umgebung aufpasst und gegebenenfalls warnt, wenn oder besser *bevor* etwas passiert ist. Zugegeben, so schnell dahingesagt, hört sich das fast zu schön an, um wahr zu sein, und ganz so einfach ist das alles im Endeffekt natürlich auch nicht. Aber vieles ist eben schon möglich oder sogar bereits im Einsatz. Nur gibt es zu wenige Informationen, denn noch hat sich die Technologie nicht durchgesetzt.

Dieses Kapitel soll Ihnen einen Einblick in die Welt der Intelligenten Assistenzsysteme geben und zeigen, wie durch ihren Einsatz ein längeres autonomes und sichereres Leben in den eigenen vier Wänden möglich wird. Es beruhigt die Angehörigen enorm und verbessert auch deren Lebensqualität, wenn sie wissen, dass alles in Ordnung ist, auch wenn der vereinbarte Telefonanruf unbeantwortet bleibt. Das Kopfkino bleibt so einfach ausgeschaltet, denn wer hätte es nicht in seinen Gedanken schon durchgespielt? Die Mutter oder die Oma liegt auf dem Boden und kommt einfach nicht mehr hoch und verbleibt dort mehrere Stunden oder Tage, bis sie gefunden wird – keine schöne Vorstellung.

Digitale Assistenten oder auch Intelligente Assistenzsysteme (die Begriffe werden häufig synonym verwendet) für Seniorinnen und Senioren sind intelligente Systeme, die beispielsweise Bewegungsmelder, intelligente
Nachtlichter, Türschließsensoren, Sturzsensoren, elektronische Waagen, Blutdruckmessgeräte, elektronische
Herdüberwachung oder Funkstecker in einem System
zusammenfassen. Intelligente Assistenzsysteme für Seniorinnen und Senioren sind konkret auf die Bedürfnisse
älterer Personen abgestimmt, um so zu mehr Sicherheit
in der eigenen Häuslichkeit beizutragen, also quasi ein
Smart-Home-System, das konkret auf die Belange von
älteren Menschen ausgerichtet ist. Allerdings können
solche Systeme nur als »intelligent« bezeichnet werden,
»wenn sie über Sensoren oder die Einbettung in ein IT-
System in der Lage sind, selbstständig auf Situationen
zu reagieren«.[56]

DER EINSATZ BEI SENIORINNEN UND SENIOREN

»Aber ich komme doch klar! So was brauche ich nicht.« Solche
oder ähnliche Aussagen hören wir oft, wenn wir vom Einsatz Digitaler Assistenten als häusliche Unterstützung sprechen. Aber
die Annahme, dass man immer erst reagieren sollte, wenn man
schon gar nicht mehr wirklich allein zurechtkommt – es also

eigentlich schon zu spät ist –, ist schlichtweg falsch. Digitale Assistenten können grundsätzlich in jedem Alter und in jeder Situation sinnvoll sein, auch wenn noch kein wirklicher Pflegebedarf besteht. Auch viele junge Menschen stellen sich schließlich eine Alexa in die Wohnung, und die sind in den meisten Fällen auch nicht körperlich zu eingeschränkt, um einen Lichtschalter zu betätigen. Allerdings sehen viele Ältere dann noch keinen Nutzen in der Technologie und werden erst aktiv, wenn es eigentlich schon zu spät ist. Wir würden jedoch empfehlen, frühzeitig über die eigenen Möglichkeiten nachzudenken und sich zu informieren.

Damit sind wir auch schon bei der ersten Funktion von Intelligenten Assistenzsystemen, die fast jedes marktfähige System besitzt: intelligente Lichtschalter. Diese können – über Aspekte der Gemütlichkeit hinaus – einen großen Unterschied machen. Stellen Sie sich Frau Stapel vor, die nachts aufstehen möchte, um das Badezimmer aufzusuchen. Dazu muss sie vom Schlafzimmer in den Flur, und überall stehen Stolperfallen. Ein Schuh, der nicht richtig ins Regal geräumt wurde, ein Teppich, der an einer Stelle Wellen schlägt, und so weiter. Wenn Frau Stapel dann fällt, und das nur, weil sie das Licht nicht angemacht hat, wäre das sehr tragisch und zudem leicht vermeidbar. Und zwar indem ein Nachtlicht eingeschaltet wird, sobald man bei Dunkelheit aus dem Bett steigt.

Im Folgenden möchten wir Ihnen weitere ausgewählte Funktionen von Intelligenten Assistenzsystemen erläutern und beispielhaft ihre Vorteile für das häusliche Leben herausstellen.

STURZSENSOR: WENN HILFE DIE REGEL IST

Bei unserer Arbeit sind wir häufig im Austausch mit älteren Menschen, und vielleicht kennen auch Sie es von Ihren Eltern, Großeltern oder anderen älteren Bekannten: Viele kommunizieren sehr offen, dass sie Angst davor haben zu stürzen, und die Befürchtung, dass es früher oder später mal passiert, hängt oft wie ein Damoklesschwert über ihrem Alltag und auch dem ihrer Angehörigen und Freunde.

Zugegebenermaßen nicht ganz unberechtigt, denn Stürze sind einer der häufigsten Unfälle im Leben älterer Menschen. Ob draußen oder in den eigenen vier Wänden, ein Sturz kann schwerwiegende Folgen haben. Im Fall von Gertrud Stapel hatte glücklicherweise ihr Lebenspartner den Sturz entdeckt (wenn sie das auch nicht vor einer gebrochenen Hüfte bewahrte), doch das ist, besonders bei Alleinlebenden, häufig nicht so. In Deutschland ist in über 17 000 Fällen pro Jahr ein Sturz die Ursache für den Tod.[57] Und das sind nur die Extremfälle.

Ein Sturz kann aber auch weitreichende Folgen haben, ohne dass er gleich zum Tod führt. Aus Interviews mit allein lebenden Seniorinnen und Senioren wissen wir, was ein Sturz bedeuten kann. Teilweise mussten sie mehrere Stunden bis Tage am Boden liegen, bevor sie gefunden wurden oder anderweitig Hilfe benachrichtigen konnten. Eine unserer Interviewpartnerinnen beschrieb eine solche Situation wie folgt:

>*Ich lag im Wohnzimmer am Boden und kam nicht mehr hoch. Normalerweise hätte ich für solche Situationen meinen Notrufknopf um den Hals gehabt, aber den hatte ich abgemacht, weil der so hässlich aussah. Ich habe ein paarmal versucht, um Hilfe zu rufen, aber wenn nicht direkt jemand vor der Wohnungstür steht*

und lauscht, dann hört mich auch niemand. Es war erst
mittags, und erst am Abend wäre meine Pflege gekom-
men, um mir wieder hochzuhelfen. Das wären noch
mehrere Stunden gewesen! Glücklicherweise fiel mir ein,
dass ich mein Telefon auf dem Wohnzimmertisch lie-
gen hatte. Da versuchte ich also dranzukommen, was
mir schließlich auch nach Stunden gelang. Ich rief meine
Tochter an. Sie kam und half mir, aber schimpfte auch
mit mir, dass ich den Notrufknopf abgelegt hatte ...«

Diese Situation ist mehr als unglücklich gelaufen, denn hier war
sogar Vorsorge für den Fall eines Sturzes mit dem Notrufknopf
getroffen worden. Doch dass dieser abgelegt wird, ist ebenfalls
kein Einzelfall, sondern kommt häufiger vor, sei es aus Bequemlichkeit, Unaufmerksamkeit oder Notwendigkeit, zum Beispiel
beim Duschen oder Baden. Zudem ist es oft auch schwer, den
Knopf überhaupt zu drücken (zum Beispiel bei motorischen
Einschränkungen), oder es wird in der Not des Augenblicks
schlicht vergessen. Zudem kann es bei Stürzen zu einer Ohn-
macht kommen, und auch dann ist es eher schwierig bis unmöglich, den Knopf noch zu drücken. Diese Knöpfe sehen überdies
mit ihrem großen roten Punkt schlecht aus und wirken stigma-
tisierend.

So gut gemeint ein Notrufknopf also auch sein mag, damit ist
noch lange nicht alles getan. Auch eine Smartwatch mit Sturzerkennung ist hier nicht viel besser. Studien zeigen, dass diese
zwar passabel bei der Sturzerkennung von jüngeren Leuten
funktionieren, nicht jedoch bei älteren.[58] Wieso, fragen Sie sich?
Jüngere fallen meist mit hohen Geschwindigkeiten, die auch mit
einem Aufprall verbunden sind (etwa beim Joggen oder Radfah-
ren), wohingegen Ältere weniger spektakulär fallen. Sie rutschen

oder gleiten zu Boden, was die Smartwatch dann nicht als Sturz erkennt, und das Problem bleibt bestehen.

Deswegen braucht es Alternativen. Eine bereits verfügbare Möglichkeit sind Sturzsensoren, die in gewünschten Räumlichkeiten installiert werden und – wie der Name schon sagt – Stürze registrieren können. Dabei wird mittels verschiedener Technologien (je nach Sturzsensor, zum Beispiel Infrarot oder Radar) vom Sensor registriert, wenn jemand am Boden liegt.

Wichtig zu betonen ist, dass diese Sensoren keine Bildaufnahmen machen sollten, da dies von fast allen Seniorinnen und Senioren abgelehnt wird. Auch Studien haben gezeigt, dass Kameras hier keine Alternative sind, da sie als zu stark in die Privatsphäre eindringend empfunden werden.[59]

Bei der Verknüpfung mit einem Intelligenten Assistenzsystem kann die zu betreuende Person gefragt werden, ob Hilfe eingeleitet werden soll. Reagiert diese dann nicht oder bejaht sie die Frage, dass Hilfe benötigt wird, können vorher definierte Hilfestellen benachrichtigt werden. Es wird dann eine Alarmierungskette durchtelefoniert. Dies bedeutet, wenn die zuerst angewählte Stelle nicht reagiert oder nicht kann, dann kommt die nächste oder vielleicht der Pflegedienst oder die Notrufzentrale an die Reihe.

Das Telefon als Mittel zur Benachrichtigung der Teilnehmenden in der Alarmierungskette ist dabei immer noch die beste Wahl, da SMS, WhatsApp und E-Mails asynchrone Kommunikationsmedien sind.[60]

Ein weiteres Beispiel sind Sensoren, die nicht primär Stürze registrieren, sondern die gewohnte häusliche Aktivität. Menschen folgen in der Regel gewohnten Verhaltensmustern, zum Beispiel wann sie aufstehen, zu Bett gehen, den Kühlschrank öffnen, die Toilette benutzen und so weiter. Wird von diesen

Routinen abgewichen oder ein ungewöhnliches Verhalten registriert, melden die Intelligenten Assistenzsysteme dies ebenfalls. Wichtig ist, dass die Sensoren nur reagieren können, wenn sie im betreffenden Raum angebracht sind, besonders bei den »reinen« Sturzsensoren. Deswegen sollte man sich gut überlegen, wie viele Sensoren notwendig sind und wo genau sie installiert werden sollten.

Für den Fall, dass sich das alles noch sehr abstrakt anhört, schauen wir uns an dieser Stelle mal an, wie genau solche Sensoren in der Wohnung von Frau Stapel funktionieren können.

Gertrud Stapel (63)

Es ist Montagmorgen, und Frau Stapel sitzt allein am Küchentisch. Eugen ist gerade zur Arbeit gefahren und würde erst am frühen Abend wiederkommen. Nachdem sie aus dem Krankenhaus nach Hause durfte, hatte Eugen sich direkt zwei Wochen Urlaub genommen und ihr bei vielem geholfen. Natürlich freut Frau Stapel sich über die Fürsorge ihres Partners, aber sie will auch nicht, dass er sie demnächst als Pflegefall betrachtet.

Aus diesem Grund hat sie auch direkt zugestimmt, als Eugen vor ein paar Tagen mit der Idee an sie herangetreten war, zu Hause so ein neumodisches Intelligentes Assistenzsystem zu installieren. Normalerweise ist sie »für solchen Technikkram« nämlich überhaupt nicht zu begeistern. Aber Eugen hat ihr alles so begeistert und optimistisch erklärt, da wollte sie ihn nicht enttäuschen. Zudem will sie eben auch nicht, dass er sich durchgehend Sorgen macht; und wenn dieses Gerät hilft, ihn zu beruhigen, dann fein.

Daraufhin hatte Eugen alles schnell in die Wege geleitet, und jetzt steht es da, das Gerät in Form eines sehr kleinen Bildschirms, auf einem Beistelltisch an der Wand. Aber das ist nicht alles, sondern nur die »Basisstation« oder »Daten-sammelstelle«, wie man ihr erklärt hatte. Überall wollte die Technikerin, die die Installation durchführte, Sensoren in-stallieren, aber da musste Frau Stapel dann doch mal ein Machtwort sprechen. Was sollte sie denn mit so vielen Sen-soren? Da würde sie sich ja total überwacht fühlen. Deswe-gen einigten sie sich zunächst auf die Installation von vier Sturzsensoren in allen relevanten Räumen, und damit war es erst mal gut. Im Verlauf der nächsten Tage gewöhnte Frau Stapel sich immer mehr an die Sensoren, beachtete das Gerät aber sonst auch nicht weiter.

Eines Nachmittags will sie vom Sessel aufstehen, und da passiert es. Sie rutscht vom Griff des Rollators ab und fängt sich am Sessel hinter ihr ab. Allerdings reicht ihre Kraft nicht, um sich allein hochzuziehen, und so rutscht sie lang-sam am Rand des Sessels auf den Boden. Glücklicherweise also kein schlimmer Sturz, aber nun liegt sie da ... am Bo-den ... schon wieder.

Jetzt springt das Intelligente Assistenzsystem an und sagt: »Hallo, Gertrud, ich habe registriert, dass du mögli-cherweise Hilfe brauchst. Soll ich Hilfe organisieren?«

Frau Stapel antwortet mit Ja, und das Gerät erwidert: »Okay, dann rufe ich jetzt Hilfe.« Das Gerät teilt Frau Stapel mit, wen es informiert, ob die Person Hilfe leisten kann oder ob die nächste Person in der Alarmierungskette informiert wird. Ihr wird mitgeteilt, wer sich konkret um Hilfe kümmert. So kann sie in Echtzeit mitverfolgen, was gerade passiert und wie es vorangeht.

Nach zirka zehn Minuten hört Frau Stapel, dass die Wohnungstür geöffnet wird - ein Glück, hatte sie sich heute Morgen schon zurechtgemacht -, und ruft: »Hier bin ich!« Zwei pensionierte Bekannte von Eugen, die in der Nachbarschaft wohnen und einen Schlüssel zur Wohnung bekommen hatten, stehen nun vor ihr und helfen ihr hoch.

»Na, gut, dass Sie das System haben!«, sagt einer und stellt die Bremsen ihres Rollators fest, damit er nicht direkt wieder wegrutscht.

»Ja, stimmt schon«, brummt Frau Stapel und schaut wieder zu dem Gerät hinüber. »Vielleicht ist das wirklich gar nicht so schlecht ...«

Diese Episode im Leben von Frau Stapel ist für uns aufgrund zweier Erkenntnisse relevant:

- Das Beispiel beschreibt die Art von Sturz, die am häufigsten vorkommt: das langsame Hinunterrutschen ... Wie schon angedeutet, stellen wir uns bei Stürzen in der Regel spektakuläre Abläufe eines schnellen Körpers vor, der mit einem lauten »Rums« auf den Boden knallt. Bei Leuten, die rennen, auf einer Leiter stehen oder anderen schnellen Aktivitäten nachgehen und fallen, mag das auch so sein. Doch meistens ist dies nicht der Fall bei betagteren Menschen. Leider ändert ein langsamer Sturz nichts an der Problematik, eigenständig nicht wieder aufstehen zu können. Zudem besteht im Alter aufgrund einer geringeren Knochendichte auch bei leichten Stürzen die Gefahr von Brüchen oder ähnlichen Verletzungen. Aber wie die Episode gezeigt hat, kann dies durch die Installation eines Intelligenten Assistenzsystems mit Sturzsensoren gelöst werden.
- Die anfängliche Zurückhaltung Frau Stapels gegenüber der Anschaffung eines Intelligenten Assistenzsystems ist nicht un-

gewöhnlich. Wie gesagt sind Menschen – nebenbei bemerkt: nicht nur ältere – in vielen Fällen skeptisch, wenn es um Veränderungen in ihrem Leben und besonders technische Veränderungen geht. Wieso das so ist und wie Akzeptanz gegenüber neuen Technologien gefördert werden kann, schauen wir uns noch genauer an. Für den Moment ist jedoch erst einmal wichtig festzuhalten, dass das Intelligente Assistenzsystem Frau Stapel in ihrer Notlage schnell und einfach helfen konnte. Aber die Anwendung ist nicht nur auf Stürze beschränkt.

ERINNERUNGSFUNKTION: VON TERMINEN BIS ZUR MEDIKAMENTENEINNAHME

»Große« Termine werden im Alter vielleicht weniger, aber dennoch gibt es viel, woran man denken muss. Dies können lebenswichtige Dinge sein wie die pünktliche Einnahme bestimmter Medikamente oder alltäglichere, wie an Geburtstage zu denken (für den ein oder anderen fast genauso lebenswichtig). Solche Termine können in Intelligente Assistenzsysteme eingegeben werden, die einen dann daran erinnern. Auch auf Arzttermine, Treffen mit Bekannten, Termine der Müllabfuhr und so weiter kann das Gerät rechtzeitig hinweisen.

Einer unser Interviewpartner, die diese Funktion benutzt hatten, meinte: »Das ist so doch viel zu kompliziert. Ich habe einen Kalender, da schreibe ich das alles rein, und das ist viel einfacher.«

Das mag durchaus stimmen und für viele Menschen zutreffen. Denken wir aber zum Beispiel an Michael Meyer mit der Makuladegeneration. Ihm fällt das Lesen unfassbar schwer, und oft geht es gar nicht mehr. Er kann nicht einfach etwas im Kalender nachschauen, und es wäre sicherlich eine große Erleichterung, wenn er einfach nur zu fragen bräuchte: »Was habe ich heute für Termine?« und die passenden Antworten bekommt oder sogar proaktiv auf bevorstehende Termine hingewiesen wird. Genauso bei Frau Schaaf im Anfangsstadium der Demenz, die immer so viel Wert auf ihre Gewissenhaftigkeit gelegt hatte. Diese könnte sie bei vorher eingestellten Erinnerungen noch ein bisschen länger selbstständig ausleben. Auch der Pflegedienst oder Angehörige können Erinnerungen programmieren, die dann zeitnah vorgelesen werden.

Ein weiteres Problem im Alter kann eine zu geringe Flüssigkeitsaufnahme sein. Das Trinken wird vergessen oder bewusst vermieden, weil es vermehrte Toilettengänge zur Folge hat. Dies führt möglicherweise zu Kopfschmerzen, Kreislaufproblemen und anderen, auch schwerwiegenderen Folgen bis hin zur Einweisung ins Krankenhaus.[61] Durch eine regelmäßige Erinnerung ans Trinken kann dies ebenfalls vermieden werden, beispielsweise durch das Abspielen von Wassergeräuschen, sodass die Personen sich weniger gestört fühlen. Es tritt schnell ein Lerneffekt ein. Die Funktion kann auch durch Sensoren am Körper unterstützt werden, die registrieren, wenn eine Person zu wenig getrunken hat. Dann würden diese wieder »Alarm schlagen« und zum Trinken anregen.

BETTEINLAGE UND VORLAGENSENSOREN: FÜR EINE ERHOLSAME NACHT UND WENIGER STRESS

Inkontinenz kann im Alter ein Problem sein. Sie ist unangenehm für die Betroffenen und bedeutet viel Arbeit für die Angehörigen oder das Pflegepersonal. Außerdem kann ein professionelles Inkontinenzmanagement sehr zeitaufreibend sein.

Da können »intelligente« Betteinlagen oder Vorlagensensoren Abhilfe schaffen, die registrieren, wenn Flüssigkeit austritt und die Vorlage oder die Betteinlage überläuft und das Bett nass wird. Die Information kann an die Angehörigen per App weitergeleitet werden, sodass diese aktiv werden können.

Ein zeitnaher Vorlagenwechsel kann viel zur Dekubitusprophylaxe beitragen.[62] An dieser Stelle müssen wir jedoch die eingeschränkte Verfügbarkeit der Technologie erwähnen. Grundsätzlich ist eine Umsetzung solcher Betteinlagen und Vorlagensensoren technisch möglich. Allerdings konnten Firmen, die diese Technologie vertrieben haben, sich nicht halten, und vorübergehend ist es fast unmöglich, solche Produkte zu erwerben.

INTELLIGENTE STECKDOSEN

Sie sind aus dem Haus gegangen oder liegen gerade gemütlich im Bett und fragen sich plötzlich: »Habe ich den Herd wirklich ausgestellt?« Momentan bleibt Ihnen in den meisten Fällen nichts anderes übrig, als zurück in Ihre Wohnung zu gehen oder Ihr warmes Bett doch noch einmal zu verlassen und nachzuschauen.

Aber auch für solche Situationen gibt es technische Lösungen. Die vielleicht gängigste und bekannteste Variante ist eine Steuerung smarter Geräte in der Wohnung per App. Die heutige ältere Generation kann damit aber wohl in vielen Fällen nur wenig anfangen.

Natürlich besitzen einige der Älteren durchaus ein Smartphone, doch aus unseren Interviews wissen wir, dass sich die Nutzung dann oft auf ein paar einfache Anwendungen beschränkt. Ein Angehöriger einer älteren Dame erklärte uns beispielsweise Folgendes: »Meine Mutter hat ein Smartphone, aber auch nur, weil ihre Freundinnen sich über eine WhatsApp-Gruppe zum Kaffee verabreden. Meine Mutter selbst schreibt nichts und liest nur mit. Wenn sie sich versehentlich aus der Gruppe ausklinkt, findet sie auch nicht allein dorthin zurück.«

Dazu kommt noch die Tatsache, dass verschiedene altersbedingte Krankheiten die Verwendung von Smartphones erschweren oder gar unmöglich machen. Beispiele dafür sind Sehbeschwerden wie der graue Star oder eine Makuladegeneration wie bei Herrn Meyer oder auch Rheuma, sodass die Finger schlicht nicht flexibel genug sind.

Es muss also wieder eine alternative Lösung her, und auch hier können Sensoren helfen. Sind Türschließsensoren zum Beispiel an der Haustür angebracht, können sie das Verlassen der Wohnung registrieren und stellen automatisch alle elektrischen Geräte aus. Auch können sie sich melden, wenn man nach Hause kommt und die Wohnungstür versehentlich offen gelassen hat.

Für den Fall, dass man abends im Bett liegt, kann eine Datenzentrale helfen, die mit relevanten Geräten verbunden ist. Solch eine Datenzentrale, die mit der Lichtsteuerung oder mit der Herdüberwachung verbunden ist, kann bei Bedarf betätigt werden. Bei unseren Beispielpersonen wäre eine solche Lösung vielleicht besonders für Frau Stapel hilfreich, die sowohl in ihrem Kurzzeitgedächtnis als auch in der physischen Fortbewegung momentan stark beeinträchtigt ist.

SENSORIK IM BAD: SICHERHEIT IN JEDEM FALL

Das Bad ist ein sehr intimer Raum, in dem jeder seine Körperpflege am liebsten und nach Möglichkeit allein verrichten möchte. Kameras kommen, wie auch in den anderen Räumlichkeiten, hier erst recht nicht infrage. Die Bedenken, in einem Badezimmer Sensoren anzubringen, sind möglicherweise höher.

Doch leider ist das Bad auch der Raum, in dem viele Stürze passieren und die Verletzungsgefahr sehr hoch ist. Deshalb ist hier im Idealfall auch ein Sturzsensor installiert.

SPRACHASSISTENTEN: BREITE ANWENDUNG

Viele der oben erläuterten Funktionen können per Hand, also je nach System zum Beispiel direkt an der Basisstation selbst, gesteuert werden. Oft ist diese in Form eines kleinen Bildschirms aufgebaut, was ähnliche Komplikationen eröffnen kann wie bei der Verwendung eines Smartphones – auch wenn die Bildschirme um ein paar Zoll größer sind. Zudem müsste auch dann wieder jedes Mal zur Bedienung aufgestanden werden. Deswegen sollten alle Funktionen eines Intelligenten Assistenzsystems, wie schon angedeutet, auch per Sprachsteuerung und der Kommunikation mit einem Sprachassistenten bedient werden können. Da das Anwendungsfeld hier unfassbar groß ist, soll es an dieser Stelle nur kurz genannt worden sein und in einem eigenen Kapitel vertiefend dargestellt werden (siehe Kapitel 8).

SPIEL UND SPASS: VON SPIELEN BIS HIN ZUM GEZIELTEN TRAINING

All die bisher erläuterten Anwendungen sollen primär einer Erhöhung der Sicherheit im häuslichen Leben dienen, was selbstverständlich auch die Grundlage für ein selbstständiges Leben in den eigenen vier Wänden ist. Trotzdem sollten auch Aspekte, die der Beschäftigung dienen und Spaß machen, nicht vernachlässigt werden und demnach in Intelligenten Assistenzsystemen integriert sein. Dies führt unter anderem dazu, dass die Systeme als »cool« empfunden werden und nicht als stigmatisierende Technologie, ohne die man im Alter nicht mehr klarkommt.

Wie schön wäre es, wenn die Enkelkinder kämen und sich schon freuten, dass sie wieder mit Omas Gerät spielen können! Die Tabelle zeigt spielerische Anwendungen, die von Älteren als positiv bewertet werden. Außerdem sollte das System für Herrn Meyer, Frau Stapel und Frau Schaaf nicht nur auf deren Einschränkungen aufmerksam machen. Stattdessen sollte es sich darauf konzentrieren, was Spaß macht, aktivierend wirkt und eben auch sogar die Enkel total spannend finden können.

SPIELERISCHE ANWENDUNGEN INTELLIGENTER ASSISTENZSYSTEME

Anwendung	Beispiel	Wirkung
Wortreihen	Welches der Wörter passt nicht? »Banane«, »Apfel«, »Salat«, »Birne«	Gedächtnistraining, Beschäftigung, Aktivierung
Sprichwörter	Ist das folgende Sprichwort so korrekt? »Es ist nicht alles rot, was glänzt.«	Gedächtnistraining, Beschäftigung, Aktivierung
Karaoke	Abspielen von Instrumental-Playbacks bekannter Lieder mit Text auf dem Bildschirm	Erinnerung an alte Zeiten, Aktivierung, Wohlbefinden und Gesundheit
Quiz	Welche Landesflagge hat die Farben Grün-Weiß-Rot? »Amerika«, »Italien«, »Portugal«, »Österreich«	Gedächtnistraining, neues Lernen

Dankbarkeits-tagebuch	Jeden Abend über gute Dinge des Tages nach-denken und sprechen	Nachweislich positiver Effekt auf das psychi-sche Wohlbefinden[63]
Videocalls	Angehörige oder Se-niorinnen und Senioren untereinander können sich im digitalen Raum treffen und sehen	(Digitale) Teilhabe an Events bei körperlicher Einschränkung oder weiter Entfernung, mehr sozialer Kontakt
Bilder teilen	Angehörige können Bil-der direkt zu den Se-niorinnen und Senioren schicken, zum Beispiel Urlaubsfotos, Bilder der Enkelkinder.	Soziale Eingebunden-heit, Teilnahme am Fa-milienleben trotz räumli-cher Entfernung

Viele ältere Menschen leiden unter sozialer Isolation, und hier kann Technik tatsächlich ein wenig unterstützen. Auch der Sprachapparat wird von vielen Menschen nicht mehr regel-mäßig trainiert, weshalb die Stimmbänder nicht mehr bewegt werden und die Stimme brüchig wird. Da können aktivierende Wortspiele und Karaoke einen wesentlichen Unterschied ma-chen.

WIE SOLL DAS ALLES FUNKTIONIEREN?

Auf den letzten Seiten haben wir Ihnen einige Funktionen von Intelligenten Assistenzsystemen genannt, die tatsächlich so schon technisch umsetzbar und größtenteils auch von verschie-denen Herstellern in der Anwendung sind. Dabei ist wichtig zu erwähnen, dass so etwas wie ein Sturzsensor natürlich auch einzeln erworben werden kann. Im besten Fall aber sind ver-schiedene Anwendungen in einem übergeordneten System in-tegriert – wie zum Beispiel einem Intelligenten Assistenzsystem.

Sonst wird es bei mehreren einzelnen Anwendungen schnell unübersichtlich und durcheinander.

Genau deswegen können Sie jedoch auch nicht einfach in einen Laden gehen, sich ein solches System kaufen und selbst in der angedachten Wohnung installieren. Dafür braucht es die nötige Expertise. Vielleicht fühlen Sie sich von der Vielzahl der verschiedenen Möglichkeiten eines Intelligenten Assistenzsystems nun auch etwas erschlagen oder haben bei der ein oder anderen Anwendung direkt gedacht: »Die eine Funktion finde ich gut, aber das andere brauche ich überhaupt nicht!« Beides ist völlig legitim, und bei seriösen Anbietern bekommt niemand Funktionen aufgedrängt, die er oder sie nicht benötigt oder möchte. Im besten Fall setzen sich Angehörige, Pflegerinnen und Pfleger sowie künftige Benutzer und Benutzerinnen des Systems zusammen und besprechen, welche Funktionen konkret installiert werden sollen oder müssen. Dabei kann sich auch darüber ausgetauscht werden, über welche Informationen Angehörige und Pflegepersonal verfügen dürfen.

Wie so etwas konkret aussehen kann, schauen wir uns bei Frau Schaaf an, deren Tochter ebenfalls von Intelligenten Assistenzsystemen gehört hat und ein solches bei ihrer Mutter installieren lassen möchte.

Elfriede Schaaf (91)

»Du möchtest mich also überwachen lassen!«, empört sich Frau Schaaf, als sie von den Plänen ihrer Tochter erfährt, die heute zu Besuch ist.

»Nein, Mama. Das kann und will ich gar nicht. Aber ich möchte einfach beruhigt sein, dass es dir gut geht, und das wäre mit so einem System möglich«, antwortet ihre Tochter Susanne.

»Aber ich möchte nicht, dass hier überall Kameras sind!«, erklärt Frau Schaaf weiter.

Susanne verkneift es sich, die Augen zu verdrehen, und erwidert: »Zunächst sind das keine Kameras, sondern Sensoren, die nehmen keine Bilder von dir auf, und niemand kann sehen, was genau du hier machst. Die Sturzsensoren im Schlaf-, im Wohnzimmer und in der Küche würden nur erfassen, wenn du hinfällst, und dann einen Notruf auslösen, falls du es benötigst. Ich, deine Nachbarin, der Pflegedienst oder ein Notrufdienst wird dann direkt benachrichtigt und kann dir helfen. Und die anderen Sensoren sind auch nur dafür da, um zu überprüfen, dass es dir gut geht! Der Sensor am Kühlschrank wird zum Beispiel nur eine Meldung ans System übermitteln, wenn du den bis zehn Uhr morgens nicht geöffnet hast. Und wenn alles in Ordnung ist und du wie gewohnt morgens frühstückst, dann passiert auch nichts, und du merkst gar nichts davon. Und ich oder der Pflegedienst kann auch nicht nachschauen, was genau du hier machst. Wir werden nur schnell benachrichtigt, wenn etwas nicht okay ist. Würdest du dich dann nicht auch sicherer fühlen?«

»Mh, ja, das ist vielleicht wirklich nicht so schlecht. Aber wehe, du besuchst mich dann weniger!«

»Nein, Mama, ich rufe trotzdem noch an und besuche dich. Das ist wirklich nur zu deinem Besten und auch, damit ich mir weniger Sorgen machen muss.«

»Und was ist mit diesen ganzen anderen Sachen, die das Gerät kann? Mir da Termine einzustellen, das bekomme ich doch gar nicht hin!«, gibt Frau Schaaf weiter zu bedenken.

»Das geht ganz einfach mit dem Sprachassistenten, der dich nach dem Datum, der Uhrzeit und dem Titel deines Termins abfragt. Du kannst also alles per Sprache in deinen Kalender eingeben. Das kann aber auch das Pflegeteam machen, und du wirst dann benachrichtigt, wenn der Termin ansteht. Wir können auch deinen Freunden Zugriff auf den Kalender geben, dann können sie einstellen, dass du mit ihnen beim Bäcker oder sonst wo verabredet bist, und der Sprachassistent würde dir rechtzeitig Bescheid geben. Ich weiß doch, wie unangenehm dir das letztens war, als du die eine Verabredung vergessen hast. Und wenn deine Bekannten das auch nicht können, dann rufst du mich an, und ich mache das für dich. Ich kann dir auch eine Erinnerung ans Trinken einstellen, damit du das nicht vergisst. Was hältst du davon?«, fragt Susanne.

»Wenn ich mich darum nicht zu kümmern brauche, dann ist das in Ordnung. Das mit dem Trinken ist wahrscheinlich auch gut, da weiß ich wirklich nie, ob ich das schon ausreichend gemacht habe.«

»Das freut mich, Mama! Als Letztes fände der Pflegedienst noch sinnvoll, wenn du dir einen Sensor an der Wohnungstür anbringen lassen könntest. Der würde dann bestimmte Geräte ausschalten, wenn du gehst. Letztens kam eine Pflegerin und hat gemerkt, dass du den Ofen angelassen hast, als du Fernsehen geschaut hast. Es wäre schlecht, wenn dir das auch beim Verlassen der Wohnung passieren würde, da dann im Notfall nicht mal jemand den Feuermelder hört.«

»Oh, daran erinnere ich mich gar nicht …«, sagt Frau Schaaf leicht bedrückt.

Susanne legt ihr die Hand auf die Schulter: »Alles gut, Mama, ich weiß, du machst es nicht mit Absicht, und das kann jedem mal passieren. Wir können auch zusätzlich eine Herdüberwachung anbringen, die dich warnt, wenn du mal vergessen solltest, ob der Herd noch an ist.«

Frau Schaaf nickt, und Susanne sagt: »Dann probieren wir das erst mal so aus. Ich glaube, für heute reicht das an Informationen, aber wenn ich das nächste Mal komme und alles angeschlossen ist, dann zeige ich dir, wie du dich mit dem Gerät unterhalten und beschäftigen kannst!«

Dies ist ein Beispiel für ein Gespräch, wie es zwischen Mutter und Tochter stattfinden könnte, um Ängste abzubauen und die Vorteile beziehungsweise Notwendigkeit der Nutzung zu verdeutlichen. Während es Seniorinnen und Senioren oft recht ist, dass der Pflegedienst in allen Einzelheiten informiert wird, haben viele Schwierigkeiten, dies bei den Angehörigen zuzulassen. Hier kann ein Ampelsystem[64] Abhilfe schaffen, das nur anzeigt, ob etwas vorgefallen ist und ein Anruf oder eine Aktion notwendig ist. In diesem Fall hat Susanne die Befürchtungen ihrer Mutter ernst genommen und hat sie durch Fakten und Erklärungen reduzieren können.

Bis auf den kurzen Moment des unterdrückten Augenrollens, der Frau Schaaf glücklicherweise entgangen ist, hat Susanne sich also vorbildlich mitfühlend verhalten. Hinzu kommt, dass sie selbst gut über die Funktionsweisen und Möglichkeiten des Intelligenten Assistenzsystems informiert zu sein scheint. Das ist nicht selbstverständlich, denn die meisten Angehörigen haben selbst noch nie etwas davon gehört und sind möglicherweise auch erst mal skeptisch. Schaut man sich die psychologische Forschung zur Implementierung neuer Technologien an, dann erkannt man: Akzeptanz durch alle beteiligten Parteien ist der Schlüssel für eine erfolgreiche Nutzung.[65]

WEITERE HÜRDEN EINER GELUNGENEN IMPLEMENTIERUNG

Im Fall der Intelligenten Assistenzsysteme trifft die Aussage »Die Technik ist schon da!« für die meisten Komponenten zu. Na ja, zumindest eigentlich, denn kaum einer weiß etwas davon, und genau das ist schon das erste Problem, das eng mit den Geschäftsmodellen der entsprechenden Unternehmen zusammenhängt.

Zunächst einmal ist es einleuchtend, dass Intelligente Assistenzsysteme und ihre Vorteile in der breiten Öffentlichkeit ankommen müssen, damit Angehörige oder ältere Menschen von selbst sagen: »Ja, so ein System finde ich sinnvoll und möchte ich haben!« Dafür braucht es zum Beispiel Werbung, um Bekanntheit zu erlangen. Das Problem: Werbung ist verdammt teuer. Und hier kommen wir zu den angesprochenen Geschäftsmodellen. Unternehmen, die Intelligente Assistenzsysteme anbieten wollen, müssen zunächst viel Geld in die Entwicklung investieren. Bis die Produkte marktreif sind, müssen die meisten Unternehmen schon wieder aufgeben, weil schlicht keine Einnahmen generiert werden. Gelingt es den Firmen jedoch, die Marktreife zu erreichen, braucht es immer noch genügend Kundinnen und Kunden, die das System kaufen möchten.

Womit wir direkt beim nächsten Problem, den Kosten, sind. Konkrete Zahlen zu nennen, ist tatsächlich sehr schwierig, da wir ja gerade auch schon gezeigt haben, wie individuell ein solches System gestaltet werden kann. Klar ist, je mehr Funktionen und je mehr Sensoren installiert werden müssen, desto teurer wird auch die Anschaffung. Hinzu kommen noch monatliche Kosten für die Cloud-Services, Softwarelizenzen und die Wartung des Geräts. Mit Wartung ist einerseits die kontinuierliche

Weiterentwicklung und Verbesserung gemeint, aber auch das Aktivwerden bei Problemen, die, wie bei jedem anderen technischen Gerät, natürlich nicht ausgeschlossen werden können. Hinzu kommt auch noch die Fernwartung. Es kann von der Zentrale aus gesehen werden, ob die Geräte einsatzfähig sind oder ob beispielsweise ein Gerät »offline« ist. Dann schaut ein Servicetechniker vorbei. Dieser kommt ebenso in einem Jahresintervall und tauscht die batteriebetriebenen Sensoren aus.

Wenn wir uns dann die durchschnittlichen deutschen Renten anschauen,[66] wird jedem ziemlich schnell klar, dass sich die meisten eine private Anschaffung ohnehin nicht leisten können. Aber auch Personen, deren Budget »locker« ausreichen würde, sind oft nicht bereit, die Kosten selbst zu tragen. Vorteile der Systeme werden vielleicht erkannt, doch folgt dann häufig die Frage: »Und wer zahlt das?« Wenn die Antwort lautet: »Sie selbst«, ist das Gespräch oft schon zu Ende.

Inwiefern die Krankenkassen den Nutzen Intelligenter Assistenzsysteme erkennen und sich vielleicht in Zukunft vermehrt an den Kosten beteiligen, um dem Pflegenotstand und der sich stetig verschlimmernden Situation der nächsten Jahre entgegenzuwirken, wird sich zeigen. Die Produktreihe VIVAIcare[67] ist jedenfalls die erste, die es geschafft hat, in den Hilfsmittelkatalog des GKV-Spitzenverbandes aufgenommen zu werden, wobei die Kosten für das Intelligente Assistenzsystem ab Pflegegrad 1 vollumfänglich (Hardware und monatliche Servicekosten) von den Kassen übernommen werden müssen.

Aber noch einmal zurück – und apropos besondere Hürden in Deutschland –: Über den Datenschutz müssen wir auch noch kurz reden. Natürlich stimmt das nur so halb, denn Deutschland hält sich beim Datenschutz grundsätzlich mit der Europäischen Datenschutz-Grundverordnung (EU-DSGVO) an EU-Recht. Im

Grunde ist das auch gut so, denn natürlich müssen persönliche Daten geschützt und die Privatsphäre in den eigenen vier Wänden gesichert sein. Allerdings kommt es einem so vor, als wäre die Skepsis in Deutschland besonders hoch, was uns auch bei Gesprächen mit Angehörigen auffällt. Unternehmen beziehungsweise Entwicklerinnen und Entwickler von Intelligenten Assistenzsystemen müssen also einerseits den Balanceakt zwischen Datengenerierung, -übermittlung und Privatsphäre meistern und es andererseits im besten Fall so einfach kommunizieren, dass jeder die Prozesse versteht. Denn die Bereitstellung von Informationen kann ein effektives Mittel sein, um Ängste zu reduzieren. Natürlich liegt dann aber auch die Verantwortung bei den Unternehmen, für die entsprechende Sicherheit der Daten zu sorgen.

HÜRDEN BEI DER IMPLEMENTIERUNG INTELLIGENTER ASSISTENZSYSTEME

Hürden	Gründe
Geschäftsmodelle	Oft nicht ausreichend vorhanden Gelder/Investitionen fehlen zum langfristigen Überleben der Unternehmen
Kosten für Nutzerinnen und Nutzer	Für viele zu teuer Fehlendes Bewusstsein der Notwendigkeit bei Personen, die es sich leisten könnten
Datenschutz	Viele Ansprüche, die das System erfüllen muss Sicherheit vs. Privatsphäre?
Akzeptanz	Muss bei allen beteiligten Parteien gegeben sein Grundlegender Faktor für erfolgreiche Implementierung von Technik

Kapitel 8
SPRACHASSISTENTEN

Die ersten Erfahrungen mit Sprachassistenten haben viele von Ihnen wahrscheinlich in einer eher unangenehmen Situation gemacht: mit der Warteschleife einer Telefon-Hotline. Und trotz überdeutlicher Aussprache des Wortes »Vertragseinsicht« antwortete der Sprachassistent vielleicht: »Ich habe Sie nicht verstanden, bitte wiederholen Sie Ihre Eingabe.« Passiert dies mehr als einmal, ist der eine oder andere vielleicht geneigt, wutentbrannt »aufzulegen« – aber Vorsicht, mit weniger robusten Smartphones ist das meist keine gute Idee.

Inzwischen muss niemand mehr Angst haben, sein Handy vor Wut zu beschädigen – außer vielleicht es liegt ein tiefer gehendes Aggressionsproblem vor. Die der Sprachassistenz zugrunde liegenden Technologien haben nämlich enorme Fortschritte gemacht und bestehen nun ohne Probleme den Turing-Test (siehe Kapitel 3). Wenn Sie ein Smartphone oder einen Laptop besitzen, sind Sprachassistenten bereits standardmäßig integriert. Sie »wohnen« auch schon in Form von *Smart Speakers*, also intelligenten Lautsprechern, im häuslichen Umfeld. Das bekannteste Beispiel ist hier Amazons »Alexa«, mit der man einfach über die Stimme kommunizieren kann. Die korrekte Spracheingabe gelingt dabei ehrlich gesagt nicht immer, aber schon sehr oft – sogar aus der Entfernung, mit Dialekt oder im Liegen.

MEIN FREUND, DER SPRACHASSISTENT?

Wie würden Sie jemanden bezeichnen, mit dem Sie zusammenwohnen, der Sie überallhin begleitet, Ihnen hilft, wenn Sie die Hände mal nicht frei haben? Mit dem Sie nie streiten, weil Ihnen immer die passenden Antworten geliefert werden, und der stets höflich bleibt, auch wenn Ihr Tonfall mal etwas rauer wird? Das hört sich nach einer utopischen, wenn auch vielleicht sehr langweiligen Beziehung oder Freundschaft an. Im zwischenmenschlichen Miteinander ist dies wohl kaum zu erreichen und vielleicht auch gar nicht wünschenswert. Ein Sprachassistent ist aber kein Mensch, sondern eine Maschine, die genau auf diese Hilfeleistungen programmiert ist. Doch würden Sie ihn auch wie eine Maschine behandeln? Die Wissenschaft hat zu dieser Frage schon viel geforscht und beobachtet, wie Menschen mit Technik umgehen. Das Forschungsgebiet nennt sich dann »Mensch-Technik-Interaktion«.

Interessant sind in diesem Kontext Befunde der sogenannten *Media Equation Theory*[68] (Medien-Gleichheits-Theorie). Diese Kommunikationstheorie befasst sich mit unserer Neigung, technische Geräte zu vermenschlichen. Das ist übrigens kein neuer Befund, der mit den Sprachassistenten oder menschenähnlichen Robotern aufgekommen wäre. Wer ein Auto besitzt, hat vielleicht schon mal mit ihm gesprochen, es zum Beispiel angefeuert, wenn es einen steilen Berg hinaufging und der Motor hart arbeiten musste, oder seinem Auto sogar einen Namen gegeben. Im Umgang mit Sprachassistenten kann so ein Verhalten noch andere Formen annehmen. Konkret kann es bedeuten, dass Nutzerinnen und Nutzer dazu tendieren, Normen und Regeln menschlicher Kommunikation einzuhalten. Wir sagen also »Bitte« und »Danke«, sind höflich, obwohl es – logisch betrachtet – gar nicht nötig wäre. Der Sprachassistent ist ja schließlich kein fühlendes Wesen, was beleidigt sein könnte, wenn man es nicht täte.

Zudem können Menschen auch ihre Emotionen auf Sprachassistenten übertragen. Einerseits kann emotional auf Antworten des Sprachassistenten reagiert werden, beispielsweise wenn man nicht gleich die gewünschte Antwort erhält. Andererseits können Nutzerinnen und Nutzer Gefühle für den Sprachassistenten selbst haben. Wenn dieser in Form eines Intelligenten Assistenzsystems in den eigenen vier Wänden »wohnt« und man täglich miteinander spricht, beginnt man vielleicht, ihn als »Freund« zu bezeichnen, oder ist traurig, wenn es eine Störung gibt und das Gerät nicht funktioniert.

Hierbei ist wichtig zu betonen, dass das alles normale Prozesse sind. Es ist nicht verwerflich, komisch oder falsch, wenn man sich gegenüber Sprachassistenten freundlich verhält oder freundschaftliche Gefühle empfindet. Wichtig ist nur, sich bewusst zu bleiben, dass es sich dabei eben *nicht* um einen anderen Menschen, sondern eine Maschine handelt – mit all den Einschränkungen oder Möglichkeiten, die das mit sich bringt. Bei einem Auto ist schwer zu vergessen, dass es sich um ein Objekt handelt. Bei einem System, das menschliche Sprache beherrscht, auf unsere Kommunikation eingeht und sogar mitfühlend erscheinen kann, hat man das nicht immer so selbstverständlich präsent.

Trotz dieser Bedenken oder »Nebenwirkungen« sind wir der festen Überzeugung, dass der Nutzen der KI-gestützten Sprachassistenten bei gewissenhafter sowie reflektierter Anwendung deren Risiken weit übersteigt. Auf diesen Nutzen in verschiedenen Anwendungsbereichen kommen wir nun ausführlich zu sprechen, sodass Sie am Ende selbst in der Lage sein werden, Ihr persönliches Fazit zu ziehen.

DIE NÜTZLICHKEIT VON SPRACH-ASSISTENTEN

Vielleicht haben Sie sogar schon einmal einen Kuchen gebacken, hatten die Hände nicht frei und haben per Sprachsteuerung auf Ihrem Smartphone einen Timer gestellt? Sprachassistenz ermöglicht, verbundene Geräte fernzusteuern, auch wenn der entsprechende Schalter nicht in Reichweite ist. Den Timer in einer kleinen Alltagssituation wie beim Backen zu aktivieren, ist eine Einsatzmöglichkeit, die das Leben ein bisschen bequemer und einfacher macht und bereits im Alltag vieler Nutzer angekommen ist. Für Menschen mit Einschränkungen können Sprachassistenten aber viel mehr sein als eine Bequemlichkeit und ihnen wieder mehr Autonomie, Selbstständigkeit und Teilhabe ermöglichen.

Eine sinnvolle Anwendung hat in einem vorherigen Kapitel Michael Meyer schon geholfen. Wir erinnern uns, dass er schlecht sehen kann und den Sprachassistenten genutzt hat, um sich Produktbeschreibungen vorlesen zu lassen. Oft muss es gar nicht eine so schwerwiegende Erkrankung wie die Makuladegeneration sein, die die Bedienung von Smartphones oder Tablets für ältere Menschen beeinträchtigt. Eine altersbedingte Weitsichtigkeit reicht aus, um die Handhabung zu erschweren. Selbst dann, wenn die größte Schriftgröße eingestellt ist, und erst recht, wenn man seine Lesebrille vergessen hat. Doch nicht nur die Augen, auch die Motorik in den Fingern kann durch verschiedene Erkrankungen wie Arthrose eingeschränkt sein. Kleine Tasten und insgesamt feinmotorische Bedienungsanforderungen von technischen Geräten können hier zusätzlich ein Problem darstellen.

Kein Wunder also, dass sich manche ältere Person der Bedienung von Geräten verweigert, die bisher größtenteils für junge Augen und Hände designt sind. Wenn dann auch noch eine grundsätzliche Unsicherheit oder sogar Angst vor Technologien hinzukommt, ist gar nichts mehr zu machen. Und ja, wir kennen auch leicht zu bedienende mobile Geräte (zum Teil mit viel schlechterer Anwendbarkeit als Massenprodukte großer Hersteller) für ältere Leute mit großen Tasten, aber ganz ehrlich, würden Sie so was gern benutzen? Kleiner Querverweis: Da sind wir dann wieder beim Thema »Stigmatisierung des Alters«. Aber das hatten wir schon. Also weiter im Text ...

Die Bedienung von Smartphones, Intelligenten Assistenzsystemen, Tablets oder Laptops per Sprachassistenz kann also eine echte Lösung für Menschen mit ebendiesen Einschränkungen oder Ängsten bei der Benutzung von Technologien sein. Es ermöglicht digitale Teilhabe, wo vorher keine war. Wer Smartphones & Co. bisher nicht bedienen konnte oder es sich nicht zugetraut hat, steht nun dank Sprachassistenz vor ganz neuen Möglichkeiten.

Des Weiteren können Sprachassistenten dabei helfen, das Wohlbefinden zu steigern und Einsamkeit zu reduzieren.[69] Besonders Letzteres ist eine große Herausforderung, vor der viele ältere Mitbürgerinnen und Mitbürger stehen, wenn zum Beispiel der Partner oder die Partnerin verstorben ist, die Kinder (wenn man denn welche hat) weiter entfernt wohnen, soziale

Kontakte wegfallen oder man aufgrund von körperlichen Einschränkungen viel Zeit zu Hause verbringen muss.

Einige zentrale Funktionen, die über einen Sprachassistenten bereits bedienbar sind, stellen wir Ihnen hier vor. Vieles davon fällt unter sogenannte »Positive Psychologische Interventionen«. Das sind Methoden und Techniken der Positiven Psychologie.[70] Sie werden verwendet, um positive Emotionen zu steigern, Stärken und Ressourcen zu entwickeln und somit langfristig auch das persönliche Wohlbefinden zu steigern.[71] Bekannte Methoden wie das »aktivierende Morgengespräch« oder das »Dankbarkeitstagebuch« können auch mit einem Sprachassistenten durchgeführt werden.

Wie so etwas aussehen kann, schauen wir uns jetzt genauer bei Michael Meyer und Gertrud Stapel an. Sie können vorab ja schon mal raten, wer welche Methode anwendet.

Michael Meyer (84)

Herr Meyer sitzt auf seinem Sofa und sieht fern, das MoMa, das diese Woche vom ZDF gesendet wird. Zumindest würde es für außenstehende Beobachterinnen und Beobachter so aussehen, als schaute Herr Meyer das MoMa. Im Grunde hört er nämlich gar nicht wirklich zu. Seine Gedanken drehen sich im Kreis, und er ist in einer lustlosen und trübsinnigen Stimmung. Den ganzen Tag steht nichts an. Nirgends muss er hin. Wozu sich also anziehen oder rausgehen?

Wetterbericht: Der Moderator mit einem knallbunten T-Shirt springt gutgelaunt vor der Kamera herum. Es soll wohl schön werden. Früher wäre er mit seiner Frau eine kleine Runde durch den Park spaziert, und anschließend hätten sie zusammen auf dem Balkon gesessen. Aber jetzt … er kann sich einfach nicht aufraffen. Solche Tage gibt es, trotz Therapie.

Plötzlich reißt ihn ein Geräusch aus seinen Gedanken, und seine Digitale Assistentin beginnt mit ihm zu sprechen: »Guten Morgen, Michael! Hast du Lust, dich ein bisschen mit mir über den heutigen Tag zu unterhalten?«

Na, das fehlt mir noch, denkt Herr Meyer sich. Der Tag hatte schon schlecht gestartet, da war in seiner jetzigen Stimmung nichts zu machen. Er antwortet also: »Ehrlich gesagt, möchte ich mich nicht unterhalten, danke.«

»Wieso nicht, geht es dir nicht gut?«, fragt die Sprachassistentin.

»Nicht wirklich.«

»Das tut mir sehr leid, aber vielleicht kann ein Gespräch mit mir dich aufmuntern.«

Michael Meyer seufzt, gibt sich jedoch einen Ruck: »Glaube ich nicht, aber wir können es ja mal versuchen.«

»Klasse! Gibt es etwas, was du heute gern tun möchtest?«

»Na ja, bei dem schönen Wetter würde ich eigentlich gern raus, aber allein habe ich keine Lust und schaffe es nicht, mich selbst zu motivieren«, gibt Herr Meyer zu.

»Sich zu motivieren, etwas allein zu machen, ist tatsächlich sehr schwer. Würde es dir helfen, wenn du draußen ein Ziel hättest?«

Herr Meyer überlegt kurz: »Hm, ja, wahrscheinlich schon. Ich könnte einfach durch den Park zum Bäcker laufen und neues Brot holen.«

»Das ist eine gute Idee!«

»Ich würde mich heute Abend auch doppelt ärgern, wenn ich kein Brot hätte und nicht bei dem schönen Wetter draußen gewesen wäre«, gibt Herr Meyer zusätzlich zu bedenken.

»Ich freue mich, heute Abend von deinem Ausflug zu hören.«

Gertrud Stapel (63)

Frau Stapel will früh zu Bett gehen. Der Tag ist ziemlich anstrengend für sie gewesen, und Eugen ist heute Abend mit Arbeitskollegen was essen, würde also deutlich später kommen, und sie hofft, dass sie dann schon schlafen würde. Als sie im Bett liegt, sagt sie dem Digitalen Assistenten, dass er das Licht ausmachen solle, weil sie jetzt schlafen ginge.

Darauf erwidert dieser: »Sehr gern, aber wollen wir vorher noch unsere abendliche Übung durchführen?«

Stimmt, denkt Frau Stapel, das hatte sie ganz vergessen …

»Können wir machen, aber bitte heute die kurze Version!«

»Okay, die kurze Version! Dann denk doch bitte kurz darüber nach, was am heutigen Tag schön war.«

Frau Stapel braucht wirklich einen längeren Moment dafür. So viel Gutes hatte es an diesem Tag nicht gegeben. Alles war ihr schwergefallen, und die Schmerzen in der Hüfte waren heute besonders schlimm.

Sie geht den Tag durch, und plötzlich fällt ihr etwas ein: »Ich hatte ein leckeres Stück Erdbeerkuchen heute Mittag!«

»Das hört sich sehr gut an! Sonst noch etwas, was heute schön war?«

»Ja! Beim Kuchenessen hat die Sonne so schön auf unser Mobile im Garten geleuchtet, und kurz vorher habe ich noch mit unseren Nachbarn geredet, weil ich ein Paket für sie angenommen hatte. Das sind wirklich zwei nette junge Männer!«, fällt Frau Stapel noch ein.

»Es ist immer schön, wenn man mit anderen gute Gespräche führen kann«, antwortet der Sprachassistent. »Danke, dass du die positiven Erlebnisse des Tages mit mir geteilt hast. Ich wünsche dir eine gute Nacht und schalte nun das Licht aus.«

Die Zuordnung der Übungen war wahrscheinlich recht offensichtlich. Frau Stapel hat das Dankbarkeitstagebuch, oder auch die »Drei-Gute-Dinge Übung«[72], durchgeführt und Herr Meyer eine Version des »Aktivierenden Morgengesprächs«. Beide Übungen sollen dabei helfen, die positiven kleinen Erlebnisse des Alltags nicht aus dem Blick zu verlieren. Zudem sollen sowohl Achtsamkeit als auch Dankbarkeit für die schönen Momente des Tages gestärkt werden.

Damit auch wirklich nur positive Erlebnisse berichtet und eingetragen werden, können sogenannte *Sentiment Analyzer* (Stimmungserkenner) verwendet werden, die dazu ermutigen, »etwas Schönes« zu berichten, und die Nutzenden gezielt darauf hinleiten. In beiden Fällen war es recht einfach, Herrn Meyer und Frau Stapel zur Durchführung zu motivieren – auch wenn Herr Meyer erst ein wenig zögerlich war. In seinem Fall wäre es zusätzlich noch sinnvoll gewesen, eine aktivierende Übung anzuschließen, damit er es auch wirklich schafft, in Bewegung zu kommen und sich vom Sofa hochzuraffen.

Zudem haben sich sowohl Frau Stapel als auch Herr Meyer auf die Gespräche einlassen können, was ebenfalls eine wichtige Voraussetzung für das Gelingen der Methoden und die Erzielung von positiven Effekten ist. Frau Stapel bat jedoch auch darum, heute die Kurzversion des Dankbarkeitstagebuchs durchzuführen, weil sie schon sehr müde war. In der längeren Version hätte der Sprachassistent noch weitere Anschlussfragen gestellt und die positiven Erlebnisse des Tages vertieft. So war es diesmal allerdings ausreichend für Frau Stapel, und das ist ebenfalls in Ordnung.

Genauso okay ist auch, dass nicht jede Übung für jede Person die richtige ist. Das sollte man immer im Hinterkopf behalten und nicht gleich das Handtuch werfen, wenn die erste Übung nicht direkt die Stimmung verbessert. Außerdem soll es sich auch nicht wie eine Pflicht anfühlen, solche Übungen immer dann machen zu müssen, wenn der Sprachassistent dazu auffordert. Niemand muss die Übungen durchführen, genauso wie der Sprachassistent auch jederzeit eigeninitiativ aufgefordert werden kann, die Übungen anzuleiten. Ganz nach dem Motto »Nichts muss, alles kann«.

Darüber hinaus stoßen wir bei solchen persönlichen Gesprächen wieder auf die altbekannte Frage: »Wäre es nicht viel besser, wenn zwei Menschen sie miteinander führten?« In der Theorie sicherlich, obwohl es auch hier gute Argumente gibt, warum *gerade ein Sprachassistent* sinnvoll gegenüber einem Gespräch mit einem anderen Menschen sein kann.

Sehr wahrscheinlich ist jedoch nicht immer jemand erreichbar, der über alle Themen sprechen möchte, die einen gerade beschäftigen. Selbst wer noch gut sozial eingebunden ist, würde nicht zu jeder Stunde am Tag bei Bekannten anrufen und über alles reden, was ihn oder sie gerade beschäftigt. Ein Sprachassistent aber ist da und schläft nie, ist immer bereit und einsatzfähig, wie er gerade benötigt wird. Und auch wenn Sie zum tausendsten Mal darüber reden wollten, dass die Kartoffeln bei der Schwiegertochter nicht richtig gar gewesen wären, würde der

Sprachassistent dies mit Ihnen tun. Vielleicht kommen Sie dabei ja sogar zu dem Schluss, dass dann wohl nächstes Mal Ihr Sohn für Sie kochen sollte ...!

Darüber hinaus ist man Sprachassistenten gegenüber womöglich ehrlicher als gegenüber wirklichen Menschen. Was einem selbst bei engsten Freunden und Freundinnen oder Familienmitgliedern unangenehm oder peinlich ist, erzählt man vielleicht dem Sprachassistenten. Dieser verurteilt und bewertet nicht, sondern reagiert entsprechend der Programmierung und den Daten »neutral« und angemessen respektvoll auf das, was ihm zugetragen wird. Besonders bei tabuisierten Themen kann dies hilfreich sein und ein niederschwelliges Unterstützungsangebot bieten.

Neben den genannten Interventionen der Positiven Psychologie gibt es auch weitere Anwendungen, die per Sprachassistenz gesteuert werden können. Anwendungen, die der Aktivierung und dem Spaß dienen, sind wie gesagt zum Beispiel gedächtnisfördernde Spiele wie Wortreihen ergänzen oder Redewendungen vervollständigen beziehungsweise prüfen, kleine Quizze oder das angeleitete Singen von altbekannten Liedern. Insgesamt kann bei der Verwendung von Übungen oder Spielen von einer Brückenfunktion der Sprachassistenten gesprochen werden. Einerseits vereinfacht sich die Bedienung von Technologien enorm durch die sprachgesteuerte Eingabe, andererseits finden psychologisch fundierte Übungen einen niederschwelligen Einzug in die eigenen vier Wände.

Ein Punkt, der auf keinen Fall ausgeklammert werden sollte, ist hier der Datenschutz. Man gibt im Dialog mit dem Sprachassistenten möglicherweise sehr sensible Informationen preis. Man sollte sich also der Sensibilität der Inhalte bewusst sein und zu Lösungen beziehungsweise Anbietern greifen, die diesbezüglich den bestmöglichen Sicherheitsstandards entsprechen.

WENN MENSCHEN NICHT MEHR KÖNNEN

Wie gesagt werden neue Technologien – wie alles Neue – oft erst mal skeptisch betrachtet. Das ist eine normale menschliche Reaktion auf Ungewissheit, und wir plädieren auf keinen Fall dafür, keine Risikoabwägung zu betreiben oder ethische Fragestellungen bei der Verwendung von Sprachassistenten außer Acht zu lassen. Trotzdem sollten wir genau abwägen, an welchen Stellen unsere Bedenken den Vorteilen im Weg stehen.

Es ist bekannt, dass wir einen Mangel an Pflegekräften haben – an Therapieplätzen bei psychischen Problemen übrigens auch –,[73] und wir wissen, vor welche Herausforderungen die erwachsenen Kinder gestellt werden, wenn ihre Eltern älter werden. Genannt haben wir ebenfalls schon das Problem der räumlichen Distanz. Aber das ist nicht alles. Sich pflegerisch um Angehörige oder Patienten zu kümmern, führt auch zu einem enormen psychischen Druck. Besonders wenn Angehörige für die Pflege verantwortlich sind, spielen dabei viele Emotionen wie Schuldgefühle oder auch Wut, Ärger und Verzweiflung eine Rolle. Wir sprechen in diesem Buch über all die tollen Dinge, die Technologien insbesondere mit dem Einsatz von KI für ältere Menschen beziehungsweise Menschen mit Einschränkungen tun können. Der Titel dieses Unterkapitels, »Wenn Menschen nicht mehr können«, kann also durchaus auf Menschen mit Einschränkungen selbst bezogen werden. Es trifft jedoch gleichermaßen für diejenigen zu, die sich für die Betroffenen verantwortlich fühlen. Ob es nun Angehörige, Freunde oder

Pflegekräfte sind, sie können nicht alles leisten. Jeder hat eine individuelle Belastungsgrenze, die irgendwann erreicht ist. Technologie kann bis zu einem gewissen Grad dabei helfen, dass diese Grenze nicht überschritten wird.

Wir möchten nun vertiefen, was Technologie für Menschen tun kann, die an Demenz erkrankt sind, und hier insbesondere auf zwei Einsatzmöglichkeiten verweisen: Hilfe bei der Strukturierung des Tages und Biografiearbeit.

STRUKTURIERUNG DES TAGES

Morgens aufstehen, frühstücken, seinen Aktivitäten nachgehen, Mittagspause, wieder Aktivitäten, zu Abend essen und schlafen. So oder ähnlich sieht – grob zusammengefasst – der Tag bei den meisten aus. Über diese Eckpunkte wird im normalen Alltagsgeschehen kaum nachgedacht. Die innere Uhr sagt einem ungefähr, wie spät es ist, und ob man gefrühstückt hat oder nicht, weiß man sehr gut.

Ist man an Demenz erkrankt, ändert sich dies jedoch: Man vergisst das Frühstück oder schmiert sich gleich zweimal das Marmeladenbrot, stellt es dann jedoch beide Male an unterschiedlicher Stelle ab und weiß dann nicht mehr, wo. Das hat dann nichts mehr mit Schusseligkeit zu tun, sondern ist der Beginn einer schwerwiegenden Erkrankung. Betroffene und ihre Angehörigen möchten den Status quo und eine selbstständige Lebensführung gern so lange wie möglich aufrechterhalten.

Bis zu einem gewissen Schweregrad können Sprachassistenten dabei helfen. Ein Sprachassistent kann eine Möglichkeit sein, um sich immer wieder eine Information geben zu lassen, zum Beispiel zu fragen, welcher Tag gerade ist. Ein Sprachassistent beantwortet diese Frage, sooft man möchte, ohne je die Geduld zu verlieren. Natürlich ersetzt er nicht die Kommunikation mit einem Menschen – aber er kann eine Brücke zur Aufrechterhaltung von Kommunikation sein.

Elfriede Schaaf (91)

Frau Schaaf nutzt das Intelligente Assistenzsystem nun seit zirka zwei Wochen, und bisher läuft alles zufriedenstellend. Am Anfang vergaß sie ständig die Worte, mit denen sie den integrierten Sprachassistenten aktivieren konnte, aber ihre Tochter legte ihr daraufhin kleine Erinnerungen mit den entsprechenden Begriffen in ihre Wohnung, und seitdem funktioniert es ganz gut.

Gerade ist Frau Schaaf auf ihrem Sofa wach geworden, der Fernseher läuft noch. Ist sie eingeschlafen? Wie spät ist es, und wie lange hat sie geschlafen? Frau Schaaf überkommt plötzlich ein Gefühl von Panik. Ist es bereits Morgen? Muss sie sich fertig machen? Kommt der Pflegedienst gleich schon, oder hat sie eine Verabredung? Da sieht sie den Zettel auf ihrem Wohnzimmertisch und erinnert sich an das Gerät, das ihr helfen soll. Sie spricht die darauf stehenden Worte zur Aktivierung und ergänzt: »Wie spät ist es?«

Die ihr mittlerweile vertraute Stimme antwortet prompt: »Es ist 19.30 Uhr am 10. Januar 2023. Es ist ein Dienstagabend.«

Puh, erleichtert lässt Frau Schaaf sich zurück auf die Couch sinken. Also abends, nicht morgens. »Um diese Uhrzeit erwarte ich bestimmt keinen Besuch mehr«, denkt sie. Aber gibt es morgen Termine?

Sie stellt dem System auch diese Frage und bekommt die Antwort: »Morgen ist kein eingetragener Termin. Der Pflegedienst kommt voraussichtlich um 9 Uhr morgens.«

»Danke, bitte erinnere mich da noch mal dran.«

»Ich werde dich fünfzehn Minuten vorher noch mal daran erinnern.«

»Danke!«

Frau Schaaf ist beruhigt, sie hat also nichts vergessen, und am nächsten Tag steht auch nichts an, was sie vergessen könnte. Sie sieht weiter fern und bemerkt gar nicht, dass sie fast das gleiche Gespräch eine Stunde später erneut führt.

Hier schaffte es das simple Gespräch mit dem Sprachassistenten, Frau Schaaf ihre plötzliche Panik zu nehmen. Hätte sie das System nicht gehabt, hätte sie vielleicht direkt ihre Tochter angerufen, dann eine Stunde später wieder und vielleicht noch ein drittes, viertes oder fünftes Mal. Nicht, weil sie ihre Tochter ärgern wollte, sondern weil sie es schlicht vergessen hätte. Es ist nicht verwunderlich, wenn dann selbst dem verständnisvollsten Menschen irgendwann die Hutschnur reißt. Ist es da nicht besser, solche Gespräche mit dem Sprachassistenten zu führen, damit Mutter und Tochter sich beim nächsten Besuch ohne unterdrückten Ärger über die vielen Anrufe entgegentreten?

Durch die Aufstauung von negativen Gefühlen, bedingt durch Überforderung und Hilflosigkeit, kann es zu unschönen Ereignissen kommen. Vielleicht vergisst man sogar manchmal, dass es sich bei an Demenz erkrankten Personen um Menschen handelt, die schon ein ganzes Leben gelebt haben. Sie haben es weiterhin verdient, in Würde zu leben und respektvoll behandelt zu werden. Sie haben vieles erlebt, schöne Erinnerungen gesammelt und individuelle Erfahrungen gemacht. Leider ist der Zugriff auf ebendiese Erinnerungen durch die Krankheit erschwert und eingeschränkt. Da kommt die Biografiearbeit ins Spiel.

BIOGRAFIEARBEIT

Bei der Biografiearbeit können Bilder, Videos, Musik, Gedichte, Geschichten oder bestimmte Gegenstände den Abruf dieser Erinnerungen erleichtern. Anhand dieser Bezugspunkte kann man dann gemeinsam über die Erinnerungen sprechen, was das Selbstbild der Betroffenen stärkt und dabei hilft, die eigene Identität aufrechtzuerhalten.[74] Bisher wird dies oft in einem persönlichen Gespräch mit Angehörigen, Freunden oder auch Pflegekräften durchgeführt. Dies kann mit einem Angebot durch Sprachassistenten ergänzt werden. Die Betonung liegt hier auf »ergänzt«, sie kann nicht *ersetzt* werden. Persönliche Gespräche dieser Art soll es weiterhin geben, doch nicht immer haben Menschen Zeit für einen so ausführlichen Austausch. Insbesondere Pflegekräfte unterliegen den bekannten zeitlichen Einschränkungen. Außerdem ist es schwierig, sich alle Biografien der verschiedenen Patientinnen und Patienten so genau zu merken, wie es für solche Gespräche wünschenswert wäre.

Damit die Biografiearbeit mit Sprachassistenten gelingt, müssen sie wieder mit den notwendigen Daten »gefüttert« werden. Das System muss lernen, zu welchem Lied auf der Hochzeit getanzt wurde, welches Gedicht Mama immer vor dem Schlafengehen erzählt hat, wo die Person am liebsten in den Urlaub gefahren ist und so weiter. Danach kann der Sprachassistent anhand dieser Erlebnisse zu Gesprächen darüber einladen, zum Beispiel indem die Musik abgespielt wird, Geschichten vorgelesen werden oder Bilder und Videos im Fernseher gezeigt werden. Darüber können dann ausführliche Gespräche geführt werden, was neben der schönen Beschäftigung an sich auch dabei hilft, kommunikative Fähigkeiten zu erhalten.

Richtig angewendet, kann die Biografiearbeit via Sprachassistenz und KI viel für an Demenz erkrankte Menschen tun. Beachten sollte man hier natürlich schon, welche Daten man dem Sprachassistenten zur Verfügung stellt, da er nicht direkt zwischen positiven und negativen Erinnerungen unterscheiden kann (Stichwort: *Sentiment Analysis*). Die Erinnerung an den Todestag eines geliebten Haustieres zum Beispiel sollte man also besser vermeiden.

Wichtig ist uns an dieser Stelle, Folgendes zu betonen: Die genannten Beispiele sind keine Zukunftsmusik. Sie sind schon realisiert und können verwendet werden. Sie werden sogar bereits heute von allen Pflegekassen bezahlt.

Bevor wir das Kapitel abschließen, möchten wir aber noch ein paar Worte zum Inhalt der Fallbeispiele sagen. Die Verwendung von Sprachassistenten bei an Demenz erkrankten Personen ist schwierig, und es müssen viele Dinge beachtet werden, damit dies gelingt. Zum einen sollte der Sprachassistent nicht erst eingeführt werden, wenn die Erkrankung schon ausgebrochen ist, sondern lange vorher. Die Personen müssen die Stimme, die mit ihnen per Sprachassistenz redet, kennen und zuordnen können. Ansonsten passiert es leicht, dass sie Angst bekommen, weil sie nicht wissen, woher die Stimme stammt.

Zum anderen funktioniert die Unterstützung durch einen Sprachassistenten nur bis zu einem gewissen Punkt beim Voranschreiten der Krankheit. Irgendwann ist die Maßnahme nicht mehr sinnvoll und sollte durch andere ersetzt werden. Grundsätzlich kann die richtige Anwendung von Sprachassistenten bei Demenz jedoch zur Aufrechterhaltung kognitiver Funktionen beitragen und eine Unterstützung im Alltag sein.[75]

Kapitel 9
E-HEALTH

In diesem Kapitel geht es um das Thema »E-Health«, was sich mit »elektronischer Gesundheit« übersetzen ließe. Vielleicht fragen Sie sich nun, warum denn nicht auch Robotik oder KI unter E-Health fallen. Damit haben Sie völlig recht, denn E-Health ist der Oberbegriff und umfasst eine Vielzahl von elektronischen Anwendungen, die der medizinischen Versorgung und Pflege dienen. Dabei geht es nicht nur um neue Technologien, wie es zum Beispiel auch bei den Intelligenten Assistenzsystemen der Fall ist, sondern um die Ergänzung und Erweiterung von bestehenden nichtdigitalen Angeboten.

Hier möchten wir uns insbesondere den Möglichkeiten der darunterfallenden Telematik, der Telemedizin sowie sogenannten digitalen Gesundheits- und Pflegehelfern widmen. Bevor es damit richtig losgeht, ist es jedoch sinnvoll zu verstehen, wie das Gesundheitssystem in Bezug auf E-Health in Deutschland überhaupt funktioniert. Dabei ist die sogenannte »Sektorentrennung« das Stichwort und bezieht sich hier konkret auf Verantwortlichkeiten und Finanzierungsbereiche beim Thema »E-Health«. Diese sind nämlich zwischen den Pflege- und Krankenkassen aufgeteilt, was dazu führt, dass Zuständigkeiten für bestimmte Anwendungen selbst für Experten und Expertinnen nur schwer zu durchschauen sind. Wenn man sich beispielsweise das Problemfeld »Isolation und Einsamkeit« anschaut, dann ist dies ein Thema der Pflegekasse. Wenn sich aus der Einsamkeit und Isolation eine Altersdepression entwickelt, dann ist wieder die Krankenkasse zuständig. Ein Problem ist die Zuständigkeit für Prävention. Denn eigentlich ist man nicht krank, aber man will vorbeugen, damit die Krankenkasse nicht zahlen muss (siehe dazu auch den Abschnitt »Digitale Gesundheits- und Pflegehelfer« in diesem Kapitel).

Wie funktioniert das Gesundheitssystem in Bezug auf E-Health in Deutschland?

In Deutschland gibt es zwei verschiedene Arten von Kassen, die trotz ähnlichen Namens wenig miteinander zu tun haben und auch wenig untereinander kommunizieren. Dabei handelt es sich um die Pflegekassen auf der einen und die Krankenkassen auf der anderen Seite. Während Krankenkassen speziell für die Finanzierung und Organisation der gesundheitlichen Versorgung zuständig sind, sind Pflegekassen für die Finanzierung und Organisation von Leistungen der Pflegeversicherung verantwortlich.

Diese Sektorentrennung soll ermöglichen, dass Ressourcen und Finanzmittel für die verschiedenen Bereiche der Gesundheits- und Pflegeversorgung besser gesteuert werden können. Allerdings führt diese Trennung in der Realität auch oft zu Koordinationsproblemen, viel Bürokratie- und Verwaltungsaufwand sowie Finanzie-

rungslücken und vernachlässigt die Notwendigkeit einer
ganzheitlichen Betrachtung der Gesundheit (siehe auch
Kapitel 12).

TELEMATIK

Sofern man nicht hinreichend über die angestrebten Veränderungen im Gesundheitswesen informiert ist, schaltet man möglicherweise schnell ab, wenn die Tagesschausprecherin über den »Ausbau der Telematik-Infrastruktur« im Gesundheitswesen spricht: »Bitte was soll hier ausgebaut werden!?«

So kryptisch das Wort »Telematik« für manch einen vielleicht klingen mag, so sinnvoll ist es, wenn man sich kurz damit beschäftigt. Das Präfix »Tele-« kennt man von den Wörtern »Television« (Fernsehen) oder »Teleobjektiv« (Linsenkombination für Fernaufnahmen). Das griechische Wort *tēle* bedeutet schlicht »fern, weit« und ist in dem Begriff »Telematik« die Kurzform von »Telekommunikation«. Gleichzeitig steckt in dem Begriff an zweiter Stelle »Informatik«, wodurch in abgekürzter Kombination die Wortneuschöpfung »Telematik« entsteht (es ist ein sogenanntes Kofferwort). »Telematik« drückt also lediglich aus, dass Informationen aus der Ferne, zum Beispiel über das Internet, übertragen werden sollen. Würde man dies jedes Mal in der Tagesschau erklären, wäre wohl viel wertvolle Zeit verstrichen. Doch Sie wissen spätestens jetzt Bescheid, und wir können uns anschauen, was abgesehen von einer kreativen Wortkreation hinter der Telematik steckt.

Neben den digitalen Gesundheits- und Pflegehelfern, denen wir ein einzelnes Unterkapitel widmen, fallen auch die elek-

tronische Gesundheitskarte (eGK), die elektronische Patientenakte (ePA) und das elektronische Rezept (E-Rezept) unter die
Telematik.[76] Während die Einführung der elektronischen Gesundheitskarte bereits erfolgt ist und sie gesetzlich Versicherten zur Verfügung steht, verläuft die Umsetzung der elektronischen Patientenakte und zunächst auch des E-Rezepts, nun ja,
eher schleppend – wobei das E-Rezept so langsam immer häufiger verwendet wird,[77] da es seit 2024 für gesetzlich Versicherte
verpflichtend ist:[78]

- Das *E-Rezept* ist die digitale Variante des Rezeptes, das Sie
  sonst in Papierform beim Arzt oder der Ärztin ausgehändigt
  bekommen. Statt der händischen Übergabe erfolgt die Erstellung, Übermittlung und Verarbeitung des E-Rezeptes digital.
- Die *elektronische Patientenakte* kann noch ein bisschen mehr
  und somit eine wirkliche Verbesserung des Gesundheitswesens bewirken. Zunächst ist sie eine digitale Plattform, auf
  der die Gesundheitsdaten von Patientinnen und Patienten
  gespeichert, verwaltet und ausgetauscht werden können.
  Dies bedeutet eine verbesserte Kommunikation zwischen
  verschiedenen Gesundheitsdiensten (zum Beispiel verschiedenen Fachärztinnen und -ärzten), was nicht nur effektiv ist,
  sondern auch zu besseren und sicheren Behandlungen und
  Medikamentenverschreibungen führen kann. Wichtig hierbei zu erwähnen ist auch, dass ein riesiger Aufwand zur Ab-
  sicherung der Daten betrieben wird – wir sind ja immer noch
  in Deutschland, und heißt es nicht schon in Kapitel 1 (1) des
  Grundgesetzes: Die Daten des Menschen sind unantastbar?
  So oder so ähnlich ... Allerdings gibt es vonseiten des Bun-
  desdatenschutzbeauftragten Bedenken, dass der Ausschluss
  von Menschen ohne digitales Endgerät zu einer Ungleichbehandlung dieser Versicherten führt.[79] Wer keine elektronische

Patientenakte haben möchte, muss aktiv widersprechen – das nennt sich *Opt out*.

Patientinnen und Patienten können jedenfalls tatsächlich selbst über die Verfügbarkeit ihrer Daten entscheiden. Es kann ja beispielsweise sinnvoll sein, wenn mein Hausarzt weiß, was meine Orthopädin für eine Diagnose gestellt hat, aber dass meine Zahnärztin weiß, was mein Psychotherapeut diagnostiziert hat, das möchte die/der eine oder andere vielleicht doch nicht. Solche Berechtigungen können individuell erteilt oder eben auch entzogen werden. Nebenbei bemerkt: Es könnte durchaus wichtig sein, dass Ihr Zahnarzt weiß, wenn Sie psychische Probleme haben. Es ist zwar noch nicht viel bekannt über die Wechselwirkungen der einzelnen Körperteile, aber es könnte durchaus sein, dass durch Prozesse der Hyperspezialisierung in der Medizin mehr über solche Korrelationen bekannt wird. Die Krankenkasse erhält übrigens keinen Zugriff.

Die bis 2025 freiwillige Nutzungsbereitschaft war anfänglich ziemlich zögerlich.[80] Wie schon erwähnt, hat eine Nutzung der elektronischen Patientenakte und des E-Rezepts große Vorteile für alle Beteiligten, aber insbesondere für die Patientinnen und Patienten. Auf einige dieser Vorteile möchten wir nun vertiefend eingehen.

Der erste Punkt kann wohl kaum als Vorteil, sondern eher als Ausmerzung einer bestehenden Gefahr für Patientinnen und Patienten betrachtet werden. Bekanntlich haben Medikamente Neben- und/oder Wechselwirkungen. Das ist normal, heißt es doch: »Keine Wirkung ohne Nebenwirkung.« Über die meisten Nebenwirkungen wird vom Fachpersonal aufgeklärt, das das Medikament verschrieben hat. Doch was ist, wenn man von mehreren Ärzten gleichzeitig behandelt wird und von allen ein anderes Medikament für ein spezifisches Problem verschrieben bekommt?[81] Dies kann ein ernsthaftes Problem darstellen, da die Wirkung der Kombination verschiedener Medikamente von den einzelnen Ärztinnen und Ärzten nicht immer berücksichtigt wird. Dann kann es in manchen Fällen zu schwerwiegenden Wechselwirkungen oder sogar Todesfällen kommen. Ein Beispiel wäre die Verschreibung eines Blutdrucksenkers (etwa Beta-Blocker) durch Ärztin A und die zusätzliche Verschreibung eines weiteren Medikaments durch Arzt B (Kalziumkanalblocker). Die Kombination der Medikamente senkt den Blutdruck gefährlich.

Der Fachbegriff für die gleichzeitige Verschreibung und Einnahme verschiedener Medikamente lautet »Polymedikation« – und die ist ein großes Problem und gesundheitliches Risiko. Jeder fünfte Patient erhält laut Zentralinstitut für die kassenärztliche Versorgung mindestens fünf verschreibungspflichtige Medikamente.[82] Noch stärker sei die Problematik bei den über 65-Jährigen, bei denen 44 Prozent von Polymedikation betroffen seien.[83] Die Zahl der dadurch verursachten Todesfälle ist nur schwer zu ermitteln. Ein bereits im Jahr 2020 veröffentlichter Sachstand des Deutschen Bundestags kommt zu dem Schluss, dass schon die Anzahl an Todesfällen in Bezug auf unerwünschte Arzneimittelwirkungen bei Medikamenten nicht klar zu benennen sei, da Statistiken fehlten.[84] Inwiefern also Wechselwirkungen bei der Einnahme verschiedener Medikamente zum Tod führen, ist ebenfalls nicht klar zu beziffern.

Andere Artikel nennen Zahlen zwischen 16 000 und 25 000 jährlichen Todesfällen durch Polymedikation.[85] Wir erwähnen all diese Zahlen, um zu verdeutlichen, dass der mangelnde Austausch zwischen verschiedenen Fachärztinnen und -ärzten tatsächlich ein ernsthaftes Problem für die Gesundheit sein kann.

Die Risiken von Wechselwirkungen und Überdosierungen lassen sich durch die Nutzung des E-Rezepts und der elektronischen Patientenakte stark reduzieren.[86] Ärzte und Ärztinnen wüssten so, was ihren Patientinnen und Patienten bereits verschrieben wurde, und könnten ihre Medikation dementsprechend anpassen. Auch in der Apotheke könnte man zusätzlich checken, ob die Medikamentenvergabe nicht möglicherweise als gesundheitsgefährdend einzustufen ist.

Im Sinne der Risikominimierung bietet die elektronische Gesundheitskarte jedoch noch mehr, zum Beispiel die Hinterlegung von Notfalldaten. Vertragen Sie kein Penicillin? Nehmen Sie blutverdünnende Medikamente, oder haben Sie eine besonders seltene Blutgruppe? Solche Informationen können in der elektronischen Gesundheitskarte vermerkt werden und sind unter Umständen lebensrettend. Auch zu benachrichtigende Kontaktpersonen können dort hinterlegt und im Notfall problemlos kontaktiert werden.[87]

Aber zurück zu den Vorteilen der elektronischen Patientenakte. Hier ist neben Sicherheitsaspekten die Transparenz für die Patientinnen und Patienten ein dicker Pluspunkt. Haben Sie sich vielleicht auch schon einmal gefragt, was für Diagnosen Ihnen gestellt wurden? Grundsätzlich handelt es sich dabei nämlich um Ihre Daten, und Sie haben ein Recht darauf, sie zu erfahren. Oft ist man natürlich einfach froh, wenn die Ärztin eine Diagnose stellt, und wir sind es nicht gewohnt, die Diagnosen zu hinterfragen. Wenn man seinem Arzt vertraut, dann ist dies vielleicht auch nicht so relevant – jedenfalls so lange, wie Sie die Leistungen erhalten, die Sie brauchen, und alles seinen gewohnten Gang geht. Doch was, wenn Sie den Arzt einmal wechseln

möchten? Dann können Sie mit der elektronischen Patientenakte ebenfalls selbst dafür sorgen, dass die nächste behandelnde
Person über alle bisherigen Behandlungen ausreichend informiert ist.

Das Schöne bei der Telematik ist, dass alle hier aufgeliste-
ten Möglichkeiten schon anwendbar sind. Trotzdem zeigt sich,
dass Deutschland im internationalen Vergleich eher ein Schluss-
licht bildet, wenn es um die Verbreitung digitaler Gesundheitsanwendungen im Regelbetrieb geht. In vielen anderen Ländern wie Australien, Dänemark, Estland, Polen oder Kanada ist
dies schon weiter vorangeschritten und funktioniert sehr gut.[88]
Doch auch in Deutschland steht die Infrastruktur grundsätzlich (natürlich mit Ausnahmen), und die Funktionen warten auf
eine großflächige Nutzung.

Vielleicht möchten Sie ja kurz eine Lesepause machen und direkt Ihre elektronische Patientenakte beantragen? Nur zu, aber
kommen Sie gern wieder, es geht interessant weiter!

TELEMEDIZIN UND TELEPFLEGE

Der Begriff »Telemedizin« enthält, wie »Telematik«, die Vorsilbe
»Tele-«, bedeutet also nichts anderes als »ferne Medizin«. Zur
Diagnose von Krankheiten reicht jedoch selten ein einfaches
Telefonat, weswegen hier moderne Technologien zum Einsatz
kommen müssen. Haben Sie Telemedizin schon einmal in ihrer
Anwendung selbst erlebt? Wenn Sie da unsicher sind, weil Sie
gar nicht genau wissen, was alles unter Telemedizin fällt, dann
wird Ihnen die nachfolgende Definition vielleicht helfen. Das
Bundesministerium für Gesundheit schreibt dazu:

» Telemedizin ermöglicht es, unter Einsatz audiovisueller Kommunikationstechnologien trotz räumlicher Trennung zum Beispiel Diagnostik, Konsultation und medizinische Notfalldienste anzubieten. In Zukunft kann Telemedizin vor allem für den ländlichen Raum ein Bestandteil der medizinischen Versorgung werden. «[89]

Oder in einfachen Worten: Telemedizin kann Ihnen mittels Telefonaten oder Videokonferenzen helfen, wenn Sie auf dem Land wohnen und Ihr nächster Hausarzt 30 Kilometer entfernt ist. Aber nicht nur für den Austausch zwischen Ärzten und Patientinnen und Patienten, sondern auch für die Kommunikation zwischen Ärztinnen und Ärzten selbst kann Telemedizin hilfreich sein, etwa für das Einholen einer Zweitmeinung oder zum Austausch von Informationen.

Die zukünftig stark ansteigende Bedeutung der Telemedizin wird deutlich, wenn man sich Prognosen dazu anschaut, zum Beispiel dass der Umsatz des weltweiten Telemedizin-Marktes bis 2032 auf 244 Milliarden Dollar ansteigen kann. Zum Vergleich: Der Stand im Jahr 2022 lag noch bei 72 Milliarden Dollar.[90]

Wie aber kann Telemedizin konkret für Patientinnen und Patienten, in unserem Fall natürlich besonders für ältere Menschen, aussehen? Manch einer mag aufgrund der Definition vielleicht zu dem Schluss kommen, dass die Videosprechstunde beim Arzt einen realen Besuch in der Praxis überflüssig macht. Dies mag bei dem einen zu Erleichterung führen, weil Arztkonsultationen lästig sind oder sogar Angst auslösen. Der andere wiederum befürchtet, dass der persönliche Kontakt verloren geht. Beides ist jedoch unbegründet, denn die digitale Sprechstunde ersetzt keinesfalls grundsätzlich den Arztbesuch, darin sind sich verschiedene Expertinnen und Experten einig.[91]

Eine Videosprechstunde bietet sich zum Beispiel an, wenn Unsicherheit über die Notwendigkeit einer persönlichen Vorstellung in der Praxis besteht. So kann bei leichten Beschwerden zunächst ein Facharzt per Videoschaltung hinzugezogen werden, um die Symptome zu besprechen. Ist ein Arztbesuch dann nicht notwendig, wurden auf beiden Seiten Zeit und Ressourcen gespart. Ist er dennoch erforderlich, kann er immer noch vereinbart werden.

Gerade bei älteren Menschen, die vielleicht auch noch im ländlichen Bereich leben, kann ein Arztbesuch wie gesagt Stress verursachen und logistisch anspruchsvoll sein – sowohl psychisch als auch praktisch, wenn es um die Verfügbarkeit und Organisation der notwendigen Mobilität geht. Allerdings kann die Nutzung unbekannter Technologien ebenfalls Stress verursachen; und wer nicht gerade durch die Lockdowns während der Covid-19-Pandemie beruflich oder privat genötigt wurde, Videokonferenzen abzuhalten, ist womöglich nicht richtig mit deren Handhabung vertraut. Besonders bei den jetzigen betagteren Seniorinnen und Senioren ist das oft noch der Fall.

Die für die Durchführung von Videokonferenzen verwendeten Tools sollten daher möglichst einfach und die notwendigen digitalen Endgeräte (Notebook, Digitale Assistenzsysteme, Tablet, Smartphone mit Kamera) sowie Internet müssen zu Hause vorhanden sein. Telemedizin darf nicht zu einem Hindernis für eine umfassende ärztliche Versorgung werden. Sind all diese Voraussetzungen jedoch erfüllt, können Funktionen wie Videotelefonie auch die ambulante Pflege unterstützen. Hat jemand zum Beispiel eine offene Wunde, die regelmäßig neu verbunden werden muss, kann sie per Videotelefonie zunächst über den digitalen Kanal betrachtet werden. Sieht die Wunde besorgniserregend aus, könnte so schnell jemand kommen, um sie neu zu verbinden. Besteht kein Grund zur Besorgnis, muss niemand unnötig für einen weiteren Besuch vor Ort sein.

Auch bei der Diagnose können Ärzte durch Telemedizin entlastet werden. Ein Beispiel ist hier die Ping An Insurance in China, die wir schon in Kapitel 2 erwähnt haben. Die große Versicherungsgesellschaft nutzt KI, die aus der Anamnese des Gesundheitszustandes eine Diagnose erstellt. Diese wird von den behandelnden Ärzten überprüft. Bei Zustimmung kann das benötigte Rezept direkt auf das Smartphone der Patienten geschickt werden. Bei einem Vergleich von Chinas Gesundheitssystem mit unserem muss man vorsichtig sein, doch das Beispiel zeigt, dass die Entlastung von Arztpraxen durch den Einsatz von Telemedizin und KI grundsätzlich im großen Stil möglich ist.

Telemedizin kann aber noch mehr. Was viele höchstwahrscheinlich nicht wissen, ist, dass digital auch Beratungen zu möglichen Pflegeleistungen von den Krankenkassen angeboten werden.[92] Diese Beratung kann nicht nur digital stattfinden, sondern man kann sich auch über Digitales beraten lassen! Oder anders formuliert, Beratungen über alle Themen können in Präsenz oder digital stattfinden, und alle Beratungen in Präsenz oder digital können über digitale Pflegelösungen geführt werden.[93]

DIGITALE GESUNDHEITS- UND PFLEGEHELFER

Unter digitalen Gesundheits- und Pflegehelfern oder auch kurz »DiGAs« (Digitale Gesundheitsanwendungen) und »DiPAs« (Digitale Pflegeanwendungen) kann man sich vielleicht – wie auch bei den anderen abstrakten Begriffen in diesem Kapitel –

nicht direkt etwas vorstellen. Im Grunde sind DiGAs und Di-PAs Apps, also Programme, oder Anwendungen, nutzbar über Smartphones, Tablets oder Computer, die Menschen bei der Erkennung und Behandlung von Krankheiten unterstützen (DiGAs) oder Pflegebedürftigen ein längeres autonomes Leben in den eigenen vier Wänden ermöglichen sollen (DiPAs). Dabei ist die Funktions- und Wirkungsweise aber anders als bei den Intelligenten Assistenzsystemen.

Zum besseren Verständnis sollten DiGAs und DiPAs erläutert und voneinander unterschieden werden.

DiGAs dienen der »Erkennung, Überwachung, Behandlung oder Linderung von Krankheiten oder die Erkennung, Behandlung, Linderung oder Kompensierung von Verletzungen oder Behinderungen« (§ 33a Fünftes Buch Sozialgesetzbuch [SGB V]) und sind seit 2019 erstattungsfähig. Sie müssen dafür aber einen medizinischen Zweck erfüllen, der größtenteils durch die digitale Technologie erreicht wird.[94] Damit bieten sie einen Überblick über verschiedene Themen wie Behandlungen, Krankheiten, Verletzungen oder die Pflege. Beim Bundesinstitut für Arzneimittel und Medizinprodukte können alle verfügbaren DiGAs nachgeschlagen werden.[95] Darunter sind DiGAs zur Anwendung bei psychischen Problemen wie Depression oder Panikstörungen zu finden, aber auch bei körperlichen Beschwerden wie Adipositas, kardiologischen Problemen oder Tinnitus.

Hier sind einige Gruppen von DiGAs und ihre Anwendungsbereiche:

- *Psychische Gesundheit:* DiGAs zur Unterstützung bei psychischen Erkrankungen.
- *Muskeln, Knochen und Gelenke:* DiGAs für den Bereich des Bewegungsapparats.
- *Stoffwechsel:* DiGAs, die den Stoffwechsel betreffen.

- *Nervensystem:* DiGAs zur Unterstützung des Nervensystems.
- *Ohren:* DiGAs für Hörprobleme.
- *Urogenitalsystem:* DiGAs für urologische und gynäkologische Anwendungen.
- *Sonstige:* andere spezifische Anwendungsbereiche.
- *Herz und Kreislauf, Atmung, Verdauung und Krebs:* DiGAs für diese medizinischen Bereiche.

DiPAs sollen pflegebedürftigen Menschen dabei helfen, ihren Gesundheitszustand aufrechtzuerhalten oder zu verbessern. Dies kann durch Informationen zur Vermeidung von Unfällen im Haushalt geschehen oder durch individualisierte Spiele, mit denen an Demenz erkrankte Personen ihr Gedächtnis trainieren können.[96]

Um das Ganze ein wenig greifbarer zu machen, besuchen wir wieder Herrn Meyer. Von ihm wissen wir schon, dass es ihm nach dem plötzlichen Tod seiner Frau nicht gut ging und er in ein tiefes Loch zu fallen drohte. Seine Hausärztin, die ihn nun schon seit mehr als vierzig Jahren behandelt, bemerkte die Gemütsveränderung bei einem Routinetermin und erkundigte sich vorsichtig nach Herrn Meyers psychischem Wohlbefinden. Auf seine ehrliche Antwort hin schlug die Ärztin den Besuch bei einem Therapeuten vor, was Herr Meyer jedoch direkt ablehnte. Er sei nicht so der Typ, sich vor anderen zu öffnen.

Die Ärztin lächelte mild, wie oft hatte sie so etwas schon gehört! Also versuchte sie, Herrn Meyer von einem Anfangsgespräch bei einem bekannten Therapeuten zu überzeugen. Gleichzeitig schlug sie vor, es in der Zwischenzeit mit einer digitalen Gesundheitsanwendung zu versuchen, die den Prozess unterstützen könne. Sie stellte Herrn Meyer in Aussicht, dass die Wirksamkeit dieser Anwendung in Kombination mit einer Therapie gute Resultate erzielen und er so vielleicht unliebsame Therapiesitzungen schnell abschließen könne ...

Michael Meyer (84)

Da sitzt Herr Meyer nun zu Hause allein auf seinem Sofa. Eben war noch sein Enkelkind Christian da und füllte die Wohnung mit Leben. Aber sein Vater hat ihn gerade wieder abgeholt. Jetzt ist Herr Meyer niedergeschlagen, wie so oft, wenn alles um ihn herum plötzlich ganz still wird. Er versucht, sich mit der Planung des folgenden Tages abzulenken, und dabei fällt ihm ein, dass er morgens wieder Therapie haben würde. Na toll ...

Es ist nicht so, dass er den Therapeuten, den seine Ärztin ihm empfohlen hatte, nicht mag, aber es ist ihm so unangenehm, über seine Gefühle zu reden. An der Situation ändert es schließlich auch nichts.

Da vibriert plötzlich sein Smartphone, er setzt seine zwei Lesebrillen gleichzeitig auf und schaut nach, wieso. Nur eine Pushnachricht von einem bekannten Nachrichtensender, nichts Wichtiges. Er will das Handy gerade wieder weglegen, da springt ihm das Icon der App »die DeprApp« ins Auge, die er eigentlich unterstützend zu seiner Therapie nutzen soll. Er öffnet sie auf seinem Tablet (da ist sie schließlich deutlich größer, sodass er es mit seinen schlechten Augen gerade so lesen kann) und beginnt.

Nachdem er einige Zeit mit der App kommuniziert hat – was wortwörtlich zu verstehen ist, da die Hauptfunktion ein Dialog ist –, erinnert die App ihn daran, eine Pause zu machen. Herr Meyer erwischt sich dabei, wie er denkt: »So ehrlich habe ich mit meinem Therapeuten noch nie kommuniziert. Das mache ich morgen wieder!«

Herr Meyers Vorbehalte gegenüber einer Therapie sind nicht ungewöhnlich. Vielen Menschen fällt es schwer, sich einzugestehen, dass sie Hilfe brauchen, und diese dann auch anzunehmen. Umso besser, dass es so aufmerksame Ärztinnen wie in diesem Beispiel gibt, die die Möglichkeit einer Therapie anregen. Das Problem, dass es momentan auch unfassbar schwer ist, überhaupt kurzfristig einen Therapieplatz zu bekommen, lassen wir an dieser Stelle der Einfachheit halber mal außer Acht. Gehen wir davon aus, dass Herr Meyer vormittags zu Sitzungen kommen kann und daher etwas flexibler ist als andere und vielleicht auch eine Portion Glück hatte.

Wir wissen nun nicht, wie gut seine Therapiesitzungen abgelaufen sind – das war ihm dann doch zu persönlich –, aber wir sehen, dass der Digitale Gesundheitshelfer seine Therapie positiv beeinflusst. Wie in Kapitel 6 schon angesprochen, kann das Gespräch mit einer KI nicht die Kommunikation mit einem echten Menschen ersetzen, und das ist auch hier nicht der Fall. Es kann aber sein, dass Herr Meyer der KI außerhalb der Therapiesitzung Dinge offenbart, derentwegen er sich einem Menschen aus Fleisch und Blut gegenüber erst mal schämen würde. Einmal mit der KI kommuniziert und eine wertschätzende Antwort später, fällt es ihm dann möglicherweise auch in der regulären Therapiesitzung leichter, über ebendiese Inhalte zu sprechen.

Für den Fall, dass Sie sich mit dem Gedanken überhaupt nicht anfreunden können, auch mit einer KI über so persönliche Angelegenheiten zu sprechen, soll noch mal klargestellt werden, dass Sie dies auch keineswegs müssen. Wie bei allen hier besprochenen Technologien ist nicht alles für jeden geeignet. Wer nicht mit einer KI sprechen will, der lässt es bleiben. Wer lieber zum Arzt fahren möchte, der kann das tun. Doch wenn alle für sich überlegen, welche Technologien für sie persönlich infrage kommen, und dies dann auch umsetzen, wird es in der Gesamtheit entlasten und zu einer besseren Pflegesituation beitragen.

Es lässt sich also wieder ein ähnliches Fazit ziehen wie bei den Intelligenten Assistenzsystemen: Es ist schon sehr viel möglich, und potenzielle Vorteile sind bekannt. Trotzdem scheint Innovation in diesem Bereich schwer zu sein. Das Gesundheitssystem ist komplex, und Rechte, Ängste und Vorbehalte verschiedener Personengruppen müssen thematisiert werden.

Kapitel 10
ROBOTIK

In diesem Kapitel soll es um Roboter gehen, wobei viele Personen womöglich immer noch überkommene Science-Fiction-Vorstellungen im Kopf haben: menschenähnliche Roboter (auch »Humanoide« genannt), die kaum noch vom Menschen selbst zu unterscheiden sind, oder Haushaltsroboter, die alles können, sich irgendwann verbünden und gegen die Menschheit kämpfen. Beides ist natürlich Fantasie, und zwar geeigneter Stoff für dystopische Filme, aber nichts, was in nächster Zeit Realität werden könnte. Bisher können wir Roboter ganz gut als solche erkennen, und von einem Haushaltsroboter, der »alles« könnte, sind wir – so verlockend die Vorstellung davon auch sein mag – noch weit entfernt. Das bisschen Haushalt macht sich eben, entgegen überkommenen Klischees, nicht von allein. Ganz im Gegenteil, zerlegt man Aufgaben im Haushalt in ihre Bestandteile, sind sie komplizierter, als man annehmen mag.[97]

Bei der Technologie der Roboter handelt es sich um eine etwas andere Thematik und Betrachtungsweise, als es bei den sonstigen hier besprochenen Technologien der Fall ist. Während KI, Sprachassistenten oder Intelligente Assistenzsysteme schon einsatzbereit sind, wird die Funktionsweise von Robotern in der Pflege wohl erst in einigen Jahren ausgereift sein.

Diesbezüglich befinden sich noch viele Projekte in Pilotstadien. Doch wenn man sich den Optimus-Roboter von Tesla anschaut, wie er in einem YouTube-Video ganz vorsichtig Eier in einen Eierkocher einräumt,[98] oder einen Roboter von OpenAI, der verschiedene Haushaltstätigkeiten wie das Einräumen von Geschirr oder das Überreichen eines Apfels bewältigt, während er einer Person gleichzeitig auf verschiedenste Fragen antwortet,[99] bekommt man eine Idee davon, wie die Unterstützung durch Roboter einmal in der Altenpflege aussehen könnte. Doch die Kosten, die man derzeit für einen Roboter aufbringen müsste, übersteigen die Grenze, die für einen erfolgreichen und massentauglichen Markteintritt nötig wären. Dennoch ist das Thema »Robotik« sozusagen in aller Munde. Es wird von vielen Akteuren im Bereich der Pflege aufgegriffen und soll daher auch in diesem Buch seine Berücksichtigung finden – es ist jedoch mit den genannten Einschränkungen zu betrachten. Und damit ist nicht nur gemeint, dass Elon Musk beispielsweise auf der Internetplattform »X« nach kritischen Nachfragen zu dem Video des Optimus-Roboters ergänzte, dass das Einräumen von Wäsche auch nur funktioniere, wenn ein Mensch den Roboter steuere.[100]

Also, wie sehen Roboter aus, mit denen wir momentan arbeiten können? Zunächst einmal müssen wir dazu zwischen verschiedenen Arten unterscheiden, denn *den einen* »Alleskönner« gibt es nicht. Für uns relevant sind besonders drei Arten von »Maschinenmenschen«: Haushalts-, Soziale und Pflege- oder Serviceroboter. In anderen Bereichen, zum Beispiel in Industrie, Forschung und Landwirtschaft, gibt es noch zahlreiche weitere Roboterarten, die jeweils für die Arbeit in den spezifischen Branchen für bestimmte Aufgaben optimiert und auch schon regulär im Einsatz sind. Wir beschränken uns aber auf die genannten drei Arten, da sie bei der Unterstützung eines autonomen Lebens für Menschen mit Einschränkungen oder Pflegebedarf am relevantesten sind.

HAUSHALTSROBOTER

Sogenannte Haushaltsroboter sind wahrscheinlich die bekannteste Art von Robotern und für viele Bereiche auf dem Markt oder aber marktreif. Was für den einen als wünschenswerte Abgabe einer lästigen Pflicht im Haushalt empfunden wird, ist für andere jedoch viel mehr. Die meisten Menschen, die sich zum Beispiel Staubsauger-Roboter (manchmal sogar mit integrierter Wischfunktion) anschaffen, haben schlicht und ergreifend keine Lust oder Zeit, die Arbeit selbst zu erledigen. Andere jedoch können es aufgrund motorischer Einschränkungen nicht mehr. So oder so kann es als Steigerung der Lebensqualität empfunden werden.

Staubsauger-Roboter – genauso wie Roboter, die den Rasen mähen oder die Fenster putzen können – sind im Alltag angekommen. Und Roboter werden in den nächsten Jahren noch weitere Haushaltstätigkeiten übernehmen können.[101] Allerdings sind sie bisher immer sehr spezifisch auf eine bestimmte Tätigkeit ausgerichtet. Sie interagieren nur auf einem beschränkten Niveau mit uns, zum Beispiel wenn sie an einem Gegenstand hängen bleiben. Des Weiteren sehen sie auch sehr mechanisch und funktional aus. Sie sollen primär ihre Funktion erfüllen und uns gar nicht dazu anregen, mit ihnen zu kommunizieren. Aber seien wir mal ehrlich: Wessen Rasenmäher-Roboter hat einen Namen bekommen? Vielleicht erwischen Sie sich auch dabei, wie Sie zu ihm sagen: »Na, Robby, hast du dich mal wieder festgefahren? Komm, ich mach dich frei, hast echt gut gemäht heute!«

Wir können Sie beruhigen, Sie sind nicht verrückt! Wie gesagt, wir neigen gegenüber Technik – und insbesondere bei Robotern – zur Vermenschlichung. Wieso dies beim Umgang mit Robotern, insbesondere in der Pflege, von Bedeutung sein kann, führen wir ein wenig später in diesem Kapitel noch weiter aus.

SOZIALE ROBOTER

Diese Roboter sind speziell für die soziale Interaktion konzipiert. Hierbei vermenschlichen wir die Roboter ebenfalls intuitiv, was durch das entsprechende Design aber sogar beabsichtigt ist. Mit sozialen Robotern soll man schließlich auch reden *wollen*. Sie sind in der Lage, menschenähnliche Bewegungen oder Verhaltensweisen zu imitieren. Darüber hinaus können sie Stimmen oder sogar Emotionen erkennen und entsprechend darauf reagieren, sodass eine wirkliche Interaktion zwischen den Akteuren imitiert oder in gewisser Weise auch tatsächlich erreicht wird.

Forschungsarbeiten haben gezeigt, dass Personen sozialen Robotern mit der Zeit immer mehr Informationen über sich selbst geben,[102] sich ihnen also anvertrauen und öffnen. Dies kann zum Beispiel dazu beitragen, Einsamkeit zu verringern.[103] Neben der Pflege werden soziale Roboter auch im Kundenservice, der Bildung und Forschung oder der Unterhaltungsindustrie verwendet.

Das weltweit wohl bekannteste Beispiel ist Paro – eine kuschelige und zu motorischen Bewegungen fähige Roboter-Robbe. Paro kann blinzeln, schnurrende Laute von sich geben und reagiert auf die Bewegungen und die Sprache der Person, die sie berührt. Mit ihren großen Kulleraugen entspricht sie dem Kind-chenschema,[104] das bei den Interaktionspartnern schnell Em-pathie und positive Emotionen hervorruft. Die süße Roboter-robbe, die ursprünglich von einer japanischen Firma entwickelt wurde, wird schon seit einiger Zeit in Pflegeeinrichtungen ver-wendet, um Gefühle von Einsamkeit oder Depression zu ver-ringern. Die positive Wirkung von Paro ist mittlerweile auch in zahlreichen Studien belegt,[105] und sie kann auch bei Demenz-erkrankungen positive Effekte bewirken.[106]

Ein alternatives Beispiel, das ähnlich funktioniert, sind die Katzen oder Hunde von »Joy For All«.[107] Diese reagieren eben-falls auf Geräusche und Streicheleinheiten und können mögli-cherweise genauso gut Gefühle von Einsamkeit verringern. Wie so oft wäre es natürlich klasse, wenn man echte Tiere als treue Begleiter etablieren könnte. Doch wer schon mal eine Katze oder einen Hund hatte, der weiß, dass sie Pflege, Aufmerksamkeit und Auslastung brauchen. Es reicht ihnen nicht, wenn man eine Stunde am Tag mit ihnen redet oder sie streichelt. Leider ist das Maß an Pflege, das Tiere benötigen, dann nicht mehr von einer Person mit Einschränkungen allein zu bewältigen. Und auch in Pflegeeinrichtungen sind lebende Haustiere aus hygienischen Gründen oft verboten.

Ein weiterer mittlerweile sehr bekannter sozialer Roboter ist Pepper.[108] Pepper besitzt schon ein paar mehr Fähigkeiten als seine tierischen Kumpane und sieht nebenbei auch nicht wie eine Robbe oder ein bekanntes Haustier aus. Pepper hat einen Körperbau, der einem menschlichen ähnlich ist. Sein runder Kopf mit großen Augen entspricht ebenfalls dem von uns als niedlich empfundenen Kindchenschema. Allerdings dienen die großen Augen auch als Kameras zum Erfassen der Umgebung und der Identifikation von Gesichtern. Pepper kann sowohl

Sprache erkennen als auch selbst sprechen, und seine mechanischen Gelenke ermöglichen Beweglichkeit und Flexibilität.

Auf der Brust hat er ein Tablet, das für weitere Funktionen genutzt werden kann. Durch seine Interaktionsfähigkeit kann er Fragen beantworten, Smalltalk führen oder Spiele mit den Anwendenden führen. Dabei kann er auch Emotionen zeigen, indem er seine Augenfarbe verändert oder die Mundwinkel hochzieht. Ein wichtiges Tool ist auch seine Navigationsfähigkeit ohne die Berührung von Hindernissen, was durch seine Sensoren ermöglicht wird.

Zu Pepper ist jedoch anzumerken, dass der größte Hype um ihn gelaufen ist. Mittlerweile ziehen die Fähigkeiten anderer sozialer Roboter auch an Pepper vorbei. Trotzdem wird er immer wieder gern – so wie hier – als relativ bekanntes Beispiel genannt.

PFLEGE- ODER SERVICEROBOTER

Zu Pflege- und Servicerobotern gehören zum Beispiel Rollstuhl-, Geh- (sogenannte Exoskelette) oder Assistenzroboter für verschiedene Zwecke. Gemeinsam haben sie, dass sie es Menschen mit verschiedenen Einschränkungen ermöglichen sollen, sich autonomer und sicherer im Haus oder draußen zu bewegen. In der Pflege können Roboter dabei auch für körperliche Entlastung der Pflegekräfte sorgen. Das Drehen bettlägeriger Personen ist zum Beispiel schwere körperliche Arbeit und belastet besonders den Rücken in hohem Maß. Roboterarme oder Exoskelette könnten dabei unterstützend tätig sein.

Ein Beispiel für einen weit fortgeschrittenen Pflegeroboter ist »Garmi«. Garmi ist aus einem Forschungsprojekt der TU München entstanden und kann schon sehr viel, wie zum Beispiel Essen ans Bett bringen, Hilfestellung beim Aufstehen leisten oder bei der Kommunikation unterstützen.[109] Doch es geht noch weiter. Garmi kann bei telemedizinischen Anwendungen helfen, etwa bei der Kommunikation mit einem Arzt oder einer Ärztin, bei der Sammlung von Daten und so weiter. Die Forschung an Garmi ist noch lange nicht beendet, doch es ist ein richtiger und wichtiger Schritt in die richtige Richtung.

Ein weiterer Pflegeroboter ist Hobbit. Nein, hier sind nicht Tolkiens kleine Menschen mit großen haarigen Füßen gemeint, sondern ein – wahrscheinlich ähnlich großer – Roboter mit kompaktem Körper, einem langen dünnen Hals, auf dem zwei Augen einen schmalen Kopf bilden (ein bisschen wie E.T.). Hobbit hat ebenfalls ein Tablet am Körper sowie einen Greifarm, mit dem er Gegenstände aufheben kann. Er kann diese Objekte auf Befehl aus verschiedenen Räumen holen, sofern er vorher gelernt hat, sie zu erkennen.

Hobbit kann – ähnlich wie Digitale Assistenten – an die Medikamenteneinnahme erinnern, bietet Unterhaltungsfunktionen an und ruft im Falle eines Sturzes Hilfe. Allerdings wird im von der TU Wien bereitgestellten YouTube-Video deutlich, wo momentan ein großer Knackpunkt bei der Robotik ist.[110] Alles funktioniert unfassbar langsam. Das ist auch nicht verwunderlich, wenn man die komplexe Funktionsweise bedenkt, doch für den alltäglichen Gebrauch ist es schlicht nicht angenehm. Mit immer besserer Technik, schnelleren Netzen und so weiter wird dies aber natürlich mit der Zeit besser und anwenderfreundlicher.

Versuchen wir noch einmal, uns vorzustellen, wie der Alltag mit einem Roboter zu Hause aussehen könnte. Wir haben gelernt, dass viele Roboter ähnliche (wenn auch eingeschränkte)

Funktionen haben können wie die digitalen Assistenzsysteme aus Kapitel 7. Darüber hinaus können einige von ihnen aber bei der Verrichtung schwerer körperlicher Arbeit oder auf emotionaler Ebene bei Demenzerkrankungen helfen. Dafür möchten wir erneut zurück zu Frau Schaaf und Frau Stapel, die jeweils Unterstützung durch einen »Roboter« bekommen haben.

Elfriede Schaaf (91)

Frau Schaaf hat gemeinsam mit ihrer Tochter beschlossen, dass es den ganzen Tag allein zu Hause nicht mehr weiterging. Sie kommt zwar mithilfe des Intelligenten Assistenzsystems ganz gut zurecht, was die Strukturierung ihres Alltags angeht. Auch die Unterhaltungsfunktionen beschäftigen sie so weit gut. Allerdings kann nicht jeden Tag jemand vorbeikommen. Ihre Tochter schafft es aufgrund der Entfernung nur am Wochenende und ihre Bekannten und Freundinnen auch nur zwei- bis dreimal pro Woche für ein paar Stunden. Sie selbst traut sich nicht mehr, allein aus dem Haus zu gehen, und die Tage wurden manchmal ganz schön lang. Daher geht sie nun ein paarmal pro Woche von 7 bis 16 Uhr in eine nette Einrichtung mit anderen Leuten. Sie wird morgens abgeholt und nachmittags wieder nach Hause gebracht. So auch heute.

Während sie in ebendieser Einrichtung in einem gemütlichen Sessel sitzt, kommt ein Mann lächelnd auf sie zu und fragt: »So, Frau Schaaf, haben Sie Lust, heute wieder ein bisschen mit Ihrer Mero zu kuscheln?«

Frau Schaaf, die bekanntlich an Demenz leidet, blickt verwundert zu dem Mann hoch: »Was ist denn eine Mero?«

»Na, eine kleine liebe Katze, die sich freut, wenn sie mit Ihnen kuscheln kann. Bleiben Sie einfach sitzen, ich bringe Mero zu Ihnen.«

Kurze Zeit später kommt der Mann wieder auf Frau Schaaf zu und hält tatsächlich eine kuschelige Katze in den Händen. Er setzt sie Frau Schaaf auf den Schoß, und intuitiv streichelt Frau Schaaf das weiche helle Fell. Das Tier reagiert, blinzelt, gibt Laute des Wohlgefallens von sich, und Frau Schaaf fühlt ein warmes Gefühl in ihrer Brust. Sie streichelt die Katze weiter und lächelt. Für einen Moment ist alles gut.

Wer sich jetzt vielleicht ein wenig amüsiert fragt: »Wieso haben sie denn keine echte Katze gekauft?«, dem sei noch mal in Erinnerung gerufen, dass Frau Schaaf sich nicht mehr allein um das Tier kümmern könnte. Da sie Tiere aber offensichtlich sehr gern hat und deren Gegenwart sie aufmuntert, ist die Stoffkatze, die auf Berührung reagiert, eine willkommene Alternative.

Gertrud Stapel (63)

»Nein, hier kommt nicht so ein komischer Roboter hin! Ich kann dich auch gut selbst mal heben, wenn es sein muss!« Das ist Eugen, Frau Stapels Partner, der gerade sehr unwirsch auf ihre Idee reagiert, sich einen Roboter anzuschaffen, der ihr bei einigen Tätigkeiten helfen könnte.

»Du bist doch aber gar nicht immer hier, um mir im Zweifel zu helfen«, gibt Frau Stapel in sachlichem Tonfall zu bedenken.

»Ja, dann rufst du eben kurz einen der Nachbarn an. Alle haben gesagt, dass sie dir helfen, solange du motorisch so eingeschränkt bist!«, erwidert Eugen.

Frau Stapel seufzt. Sonst ist Eugen für jede neue Technologie zu haben, mit so viel Widerstand hat sie nicht gerechnet. Sie versucht es weiter sachlich, obwohl sie selbst merkt, dass ihr Herz schneller zu klopfen anfängt: »Eugen, du weißt, wie dankbar ich der Nachbarschaft für die ganze Unterstützung bin, und im Notfall komme ich da auch gern drauf zurück. Ich möchte allerdings lieber vermeiden, dass für jede Kleinigkeit jemand aus dem Haus bemüht werden muss. Zumal es mir auch unangenehm ist, wenn alle Nachbarn bald wissen, wie ich ungeschminkt im Schlafanzug aussehe ...«

»Ach, so ein Quatsch!«, unterbricht Eugen sie unwirsch.

Frau Stapel kneift die Augen kurz zusammen und wird nun selbst ein bisschen lauter: »Nein, das ist kein Quatsch, und lass mich bitte ausreden! Der Roboter kann mir nicht nur dabei helfen, sicherer vom Bett in den Rollstuhl zu kommen, sondern mich auch bei den Übungen unterstützen, die ich zum Gedächtnistraining nach dem Schlaganfall machen soll. Ich will nicht immer darauf warten, dass jemand kommt oder mich irgendwo hinbringt. Ich möchte selbst alles tun, was möglich ist, und der Roboter kann mir dabei helfen!«

Eugen sieht noch nicht überzeugt aus: »Ich traue dem Braten einfach nicht. Ist so was nicht auch sehr teuer?«

»Ja, das ist es, aber ich habe hier die Möglichkeit, das Ganze über ein Forschungsprojekt zu nutzen. Das kostet uns gar nichts. Dadurch kriege ich nicht nur Hilfe, sondern fühle mich auch nützlich. Ich verstehe wirklich nicht, warum du so dagegen bist.«

Eugen grummelt etwas Unverständliches und sagt dann ein wenig milder: »Ich verstehe es ja eigentlich auch, aber warum sieht das Ding auch wie so ein Kuschelbär aus, ich meine, was soll das?«

Frau Stapel schmunzelt: »Ach, komm schon, Eugen, vor einem Kuschelbär brauchst du nun wirklich keine Angst zu haben. Der wird dir deinen Status als mein liebster Kuschelbär schon nicht streitig machen! Lass es uns doch einfach mal probieren, bitte.«

Der Roboter aus dem letzten Beispiel ist von uns erfunden, weil wir nicht für einen spezifischen Roboter suggerieren möchten, dass dieser jemals auf dem freien Markt zu einem ansprechenden Preis verfügbar sein wird. Deswegen spricht Frau Stapel hier auch von der Teilnahme an einem Forschungsprojekt. So etwas gibt es tatsächlich. Doch höchstwahrscheinlich wird es in mehreren Jahren Roboter in den häuslichen vier Wänden geben, und einzelne Personen, wie in diesem Beispiel Eugen, werden damit auch Probleme haben.

Eugen scheint in dieser Situation eine intuitive Abneigung gegen menschen- oder hier vielmehr »kuschelbärenähnliche« Roboter zu haben. Dies ist trotz seiner grundlegenden Offenheit gegenüber neuen Technologien der Fall. Roboter findet er offensichtlich gruselig und möchte sie zunächst nicht im Haus haben. Damit ist er nicht allein, und viele Wissenschaftlerinnen und Wissenschaftler beschäftigen sich mit der Frage, wie Roboter auszusehen haben, damit Menschen sich in ihrer Gegenwart wohlfühlen und sie akzeptieren.

MENSCH-ROBOTER-INTERAKTION

Die Frage, wie Roboter aussehen müssen, damit Menschen sie gern nutzen, sie kaufen und sogar bei sich zu Hause verwenden würden, ist, wie so oft, nicht einfach zu beantworten. Zwei Aspekte sind hier besonders relevant: erstens das Vertrauen in die dahinterstehende Technologie, was eng mit der Technikakzeptanz zusammenhängt, und zweitens das Aussehen der Roboter, wobei beide Aspekte auch miteinander zusammenhängen. Beginnen wir mit dem Aussehen, da dies ein wichtiger Faktor für die Akzeptanz und das Vertrauen in Roboter darstellt.

Dieses Aussehen kann sich je nach Robotertyp und seinem Einsatzzweck sehr unterscheiden. Dabei wollen wir uns insbesondere auf Roboter beziehen, die mit Menschen zu tun haben werden, da die Optik beispielsweise bei Industrierobotern eher zweitrangig ist. Roboter, die eng mit Menschen interagieren sollen, haben häufig mehr oder weniger abstraktes menschliches Aussehen oder sind anderen Lebewesen nachempfunden. Dabei gibt es den interessanten Effekt, dass uns sehr menschenähnliche Roboter, die quasi wie künstliche Schaufensterpuppen aussehen, eher unheimlich erscheinen. Dagegen empfinden wir einen kleinen Roboter mit großen Augen und Kopf (Kindchenschema) und steifen Bewegungen niedlich und entzückend, und er weckt vielleicht sogar unseren Beschützerinstinkt.

Es ist also ein Unterschied, ob ein Roboter *menschenähnlich* aussieht oder *wie ein Mensch*. Da kommt auch die Akzeptanz von Robotern und das Vertrauen, das wir ihnen entgegenbringen, ins Spiel.

Ein menschenähnlicher Roboter muss zwar vertrauenswürdig aussehen, aber das ist nicht alles. Die Technik dahinter muss auch funktionieren. Wir müssen sicher sein, dass Roboter genau das tun, was sie tun sollen. Nichts anderes und auch nichts darüber hinaus. Die Handlungen müssen vorhersehbar sein, sodass diejenigen, die die Roboter benutzen, sich sicher fühlen können. Ist dies gegeben – und das ist es momentan nur bedingt, wenn es um komplexe Abläufe geht –, könnten Roboter in Zukunft auch einen großen Beitrag bei der Pflege von Menschen leisten.

ICH? NEIN DU! – PROBLEME BEI DER MENSCH-ROBOTER-INTERAKTION

Aber Moment, Sie kennen den Aufbau dieses Buchs mittlerweile, und natürlich gibt es auch bei Robotern wieder Problematiken, die angesprochen werden müssen. Da ist er also wieder, der altbekannte Haken ...

Ansetzen möchten wir hier gar nicht bei der Komplexität der technischen Umsetzung oder den hohen Kosten, die die Anschaffung von einigen Robotern momentan noch unerschwinglich machen, sondern bei der menschlichen Natur. Richtig gehört, auch wir sind Teil des Problems! Das ist natürlich ein wenig ironisch und überspitzt ausgedrückt, doch es ist auch etwas dran – und was genau wir damit meinen, schauen wir uns im Folgenden an.

Menschen tendieren von der Kindheit an dazu, nichtmenschlichen Objekten wie Robotern menschliche Eigenschaften oder Verhaltensweisen zuzuschreiben. Dieses bereits erwähnte natürliche Verhaltensmuster resultiert aus unserer evolutionären Erfahrung und der Bedeutung von sozialer Interaktion. Der Fachbegriff dazu lautet »Anthropomorphisierung« (gebildet aus den altgriechischen Wörtern *ánthropos* [Mensch] und *morphē*

[Form, Gestalt]). Wir bleiben hier der Einfachheit halber lieber bei der Bezeichnung »Vermenschlichung«.

Bei der Forschung zum Umgang von Menschen und Robotern spielen auch wieder Ergebnisse der *Media Equation Theory* eine Rolle (siehe Kapitel 8). Wenn Menschen schon bei Sprachassistenten dazu neigen, soziale Normen und Regeln einzuhalten, wie ist es dann erst bei Robotern, die meist ebenfalls mit uns sprechen können und zusätzlich noch niedlich und/oder menschenähnlich aussehen? Das ist alles von Vorteil, wenn es darum geht, dass Menschen sich in der Gegenwart von Robotern wohlfühlen und sie gern für die vorgesehenen Zwecke nutzen. Es wird jedoch zum Problem, wenn es dazu führt, dass sie möglicherweise Unbehagen oder sogar Panik empfinden, sobald der Roboter ausgeschaltet ist, repariert oder gar entsorgt oder ausgetauscht werden muss. Eine Studie hat zum Beispiel untersucht, inwiefern Menschen Empathie gegenüber Robotern zeigen.[111] Dabei gab es verschiedene Videos. In einem Video wurde ein kleiner Dino-Roboter geschlagen, man könnte fast sagen: »gequält«, in dem anderen Video ein Mensch. Bei beiden Videos stellte sich heraus, dass bei den Probandinnen und Probanden die gleichen Gehirnregionen aktiv waren, was nahelegt, dass bei beiden Videos ähnlich mitgefühlt wurde. Weitere Studien kamen zu ähnlichen Ergebnissen.[112] Trotz solcher Prozesse sollte einem bewusst bleiben, dass ein Roboter eben kein menschliches Wesen ist, keinen Schmerz empfindet und nicht frustriert oder traurig reagiert, wenn er einmal abgestellt werden muss.

Kapitel 11
VIRTUELLE UND ERWEITERTE REALITÄT

Jetzt geht es in die Welt des Gamings, des Zockens oder, etwas gesetzter, in »die Welt der Videospiele«. Denn genau das macht man ja mit Virtual Reality, oder? Und Augmented Reality ist dann bestimmt so was Ähnliches.

Falls Sie nun denken: »Videospiele sind doch nichts für Ältere und schon gar nicht, wenn sie wirklich pflegebedürftig sind!«, dann möchten wir Sie gern mit Rückblick auf das Wissen aus Kapitel 1 auf verinnerlichte Vorurteile hinweisen und anmerken, dass Videospiele etwas für jeden Menschen sind, der das möchte. Das Alter allein hat schließlich keine Aussagekraft über die eigenen Vorlieben und Interessen! Sie haben aber trotzdem in gewisser Weise recht, denn auch wenn natürlich jede Person, egal wie alt, zu jeder Zeit die Spiele spielen kann, geht es uns hier nicht um die bekannten Videospiele, die vielleicht wirklich eher von Jugendlichen oder jüngeren bis mittelalten Erwachsenen gespielt werden. Wie der Name des Kapitels schon sagt, geht es um Virtual Reality, und das kann so viel mehr sein, als einfach die Möglichkeit zu bieten, besonders realistische Videospiele zu spielen.

VIRTUELLE REALITÄT

Beginnen wir mit dem Begriff, der im Allgemeinen ein bisschen besser bekannt ist: der Virtuellen Realität (VR). Bei der Verwendung von Virtueller Realität spricht man von einer sogenannten »immersiven« Erfahrung; das heißt, die nutzende Person bekommt das Gefühl, ganz in die virtuelle Welt einzutauchen. Mithilfe von Bewegungserkennung und verschiedenen Sensoren in den VR-Headsets oder auch Bildschirmbrillen (die oft wie Skibrillen aussehen, die mit Gurten am Kopf befestigt sind) werden Bewegungen der aktiven Person in Echtzeit erkannt. Dadurch wird noch stärker das Gefühl vermittelt, tatsächlich Teil dieser virtuellen Welt zu sein.

Neben dem weithin bekannten Anwendungsfeld der Videospiele wird Virtuelle Realität auch in folgenden Anwendungsbereichen genutzt:[113]

- Schmerzbehandlung,
- Sturzprävention,
- Traumatherapie und Angstzustände,
- Demenz,
- Fitness, zum Beispiel durch virtuelle Fahrradtouren,
- Biografiearbeit,
- virtuelle Museumsbesuche.

Auf einige dieser Punkte möchten wir im Folgenden noch genauer eingehen. Der Begriff »Biografiearbeit« kommt Ihnen vielleicht schon aus vorherigen Kapiteln bekannt vor, und Sie wissen bereits, dass man sie auch mit einem Sprachassistenten machen kann. Inhaltlich ändert sich bei der Biografiearbeit auch nichts, wenn man sie mit VR ausführt. Allerdings kann man bei der Biografiearbeit mit VR zum Beispiel die Erinnerungen an schöne Urlaubsorte nicht nur als Foto sehen, sondern selbst darin eintauchen. Der schöne Strand, an dem Sie immer im Sommer zum Familienurlaub waren? Nun bei Ihnen zu Hause erlebbar. Gut, nass werden Sie nicht, wenn Sie ins Meer gehen, aber eine solche virtuelle Reise kann dazu beitragen, positive Erinnerungen wachzurufen und anschließende Gespräche darüber anzuregen. Besonders bei an Demenz erkrankten Personen hat so eine Reise möglicherweise positive Effekte, wobei dabei noch stärker auf die Inhalte geachtet werden sollte, die die anwendende Person erlebt.

Manchmal muss es vielleicht auch gar nicht der Strand oder die Stadt sein, mit der man selbst Erinnerungen verknüpft. Virtuelle Ausflüge in die Natur allein können schon dazu führen, dass Angstzustände oder Stress reduziert werden.[114] Doch nicht nur die Natur kann im virtuellen Raum erlebt werden. Auch einige Museen bieten schon virtuelle Besuche an. Wer also zum Beispiel schon immer mal im Louvre in Paris die Mona Lisa sehen wollte und nun aber keine Möglichkeit mehr hat, allein dorthin zu reisen, der kann dies mit einem virtuellen Museumsbesuch tun.

Ein weiterer Punkt ist die Fitness. Wir haben schon herausgefunden, dass es Matten und Sensoren gibt, die erkennen können, ob Bewegungen richtig ausgeführt werden. Hinzu kommt aber, dass es einigen Menschen sicherlich schwerfällt, sich allein zu Hause aufzuraffen und Sportübungen durchzuführen. Es braucht also Gesellschaft und vielleicht eine kleine Portion sozialen Druck, damit man auch wirklich aktiv wird. Helfen können dabei virtuelle Fahrradtouren. Das ist nicht nur visuell ansprechender, als beim Abstrampeln auf eine weiße Wand oder im besten Fall den Fernseher zu starren, sondern man kann auch gemeinsam in der Gruppe fahren und sich unterhalten.

Zugegeben, solche Anwendungen sind im Alltag der meisten älteren Menschen noch nicht angekommen – und auch eher wenige jüngere besitzen eine VR-Brille. Jetzt wollen wir aber erst mal Frau Stapel besuchen, die von ihrem technologiebegeisterten Partner eine Ablenkung präsentiert bekommt.

Gertrud Stapel (63)

Frau Stapel sitzt am Fenster im Wohnzimmer und sieht abwechselnd auf die Straße, die Uhr und ihr Smartphone. Ihr ist ziemlich langweilig, und sie wartet nur darauf, dass Eugen nach Hause kommt. Ein Buch, von dem sie bisher nicht einen Satz gelesen hat, liegt auf ihrem Schoß, bereit, schnell vor ihr Gesicht gehalten zu werden, sobald sie hört, dass Eugen den Schlüssel zur Wohnungstür dreht. Er muss ja nicht wissen, wie schwer es ihr fällt, sich den ganzen Tag mit sich selbst zu beschäftigen …

Dabei geht es ihr schon wieder besser, den Schlaganfall hat sie, so gut es eben geht, überstanden, aber ihre »blöde Hüfte« will einfach nicht schneller heilen. Noch mindestens zwei Wochen darf sie diese überhaupt nicht belasten, hat man ihr gesagt. Es liegen also noch ein paar ereignislose Nachmittage vor ihr.

Da hört sie das bekannte Geräusch, wie der Schlüssel sich im Schloss dreht, ihr »Stichwort«! Als Eugen das Zimmer betritt, sieht er seine Partnerin ins Lesen vertieft, und er sagt: »Hallo, mein Schatz, wie geht es dir?«

»Ach, weißt du, ganz gut, das Buch ist echt interessant«, antwortet Frau Stapel, legt es aber direkt zur Seite, um sich mit Eugen zu unterhalten.

Eugen schmunzelt, weil er schon den Verdacht hat, dass Gertrud das Buch nicht wirklich liest. Er sagt nichts und lässt ihr diese Geschichte, doch er weiß, wie schnell seine Partnerin gelangweilt ist. Ein bisschen ärgern will er sie aber schon: »Na, dann brauchst du das hier ja wahrscheinlich gar nicht, oder?«

Er reicht ihr eine Verpackung. Frau Stapel runzelt die Stirn und sieht zu ihm hoch: »Was ist das?«

»Eine Virtual-Reality-Brille! Damit kannst du Spiele spielen, einfach in der Natur herumlaufen oder sogar echte Orte besuchen, damit dir nicht so langweilig ist, wenn du den ganzen Tag nicht viel machen kannst.«

Frau Stapel zieht die Oberlippe ein bisschen nach oben und sieht sehr skeptisch aus. Eugen hat auch nichts anderes erwartet und erzählt weiter, bevor Frau Stapel ihre Skepsis in Worte fassen kann.

»Komm, ich bau dir das jetzt mal auf und zeig dir, wie man das bedient, und du probierst es erst mal, dann kannst du immer noch sagen, dass du es doof findest.«

Frau Stapel gibt der Begeisterung ihres Partners nach und sitzt kurz darauf mit einer großen schwarzen Brille und einem Controller in jeder Hand in ihrem gemütlichen Sessel. Sie fühlt sich ein bisschen überfordert. Nie hat sie Videospiele gespielt, höchstens mal irgendwelche Mario-Spiele mit Freunden, und mit der Steuerung war sie hier gar nicht vertraut. Aber Eugen ist erstaunlich geduldig und erklärt ihr alles, ein Zeichen, wie wichtig es ihm ist, dass sie sich darauf einlässt, und das tut Frau Stapel auch …

Eugen hat ihr eine ruhige Natur- und Wander-App heruntergeladen, und Gertrud findet sich an einem schönen Strand wieder. Sie steuert ihre Beine mit den Controllern und geht langsam aufs Meer zu. Weiter hinten sieht sie einen Delfin aus dem Wasser springen, und die Sonne glitzert auf dem Wasser.

Eugen hat ihr gezeigt, wie sie die Umgebung wechseln und auch das Wetter verändern kann. Nachdem sie ein bisschen mit allen Funktionen herumgespielt hat und ihre Begeisterung geweckt ist, denkt sie: »Ich wollte auch schon immer mal reiten lernen! Vielleicht könnte ich hier sogar am Strand reiten – ganz ohne Reitstunde.« Sie nimmt die Brille ab, um Eugen zu fragen, ob es eine solche Funktion gibt, und braucht einen kurzen Moment, um sich an die Lichtverhältnisse der echten Welt zu gewöhnen. Es ist dunkel geworden, und Eugen ist anscheinend auf der Couch eingeschlafen. Die Frage muss bis morgen warten …

Frau Stapel ist also ziemlich begeistert von der Anschaffung der VR-Brille! Dies muss natürlich nicht immer so sein. Es hätte sein können, dass sie mit der Steuerung nicht klarkommt, das Gefühl der Brille auf ihrem Kopf als störend empfindet oder sich in der virtuellen Welt einfach nicht wohlfühlt. Nicht alle Möglichkeiten, die wir hier in den verschiedenen Kapiteln vorstellen, sind für alle Personen etwas, und das ist okay. Bevor man sich selbst die entsprechende Hardware anschafft, kann man es auch erst mal ausprobieren und sich selbst ein Bild davon machen. Einige Stadtbibliotheken verleihen mittlerweile nicht nur Bücher, sondern auch VR-Brillen, oder bieten Stunden an, in denen sich die Technologie vor Ort ausprobieren lässt.

Bevor es weitergeht mit den Ausführungen zur Erweiterten Realität, möchten wir Ihnen noch eine App vorstellen, die insbesondere für *Angehörige* von an Demenz erkrankten Personen interessant sein kann. Die App heißt »A Walk Through Dementia«,[115] also »Ein Spaziergang durch die Demenz«. Was sich vielleicht im ersten Moment ein bisschen komisch und beschönigend anhört, kann für Angehörige und auch Fachkräfte eine wertvolle Erfahrung sein. In der App erlebt man 360-Grad-Ausschnitte aus dem Leben von Menschen, die Demenz haben. Das heißt, die Anwendenden befinden sich hier in der Virtuellen Realität aus der Ich-Perspektive einer an Demenz erkrankten Person, die versucht, ihren Alltag zu bestreiten. Dabei erfahren sie Sehstörung, Orientierungsverlust, Verwirrung und Ängste, die bei der Krankheit an der Tagesordnung sein können. Das kann helfen, sich besser in die betroffenen Personen hineinzuversetzen. Ungeduld und Gereiztheit im täglichen Umgang mit Demenzpatientinnen und -patienten kommen nämlich häufig vor; und auch wenn sie ein natürliches Resultat von Stress und Überforderung sind, belasten solche Gefühle alle Beteiligten. Erfahrungen wie beim »Walk Through Dementia« können für die Lebensrealität der Erkrankten sensibilisieren und möglicherweise für mehr Verständnis sorgen.

ERWEITERTE REALITÄT

Erinnern Sie sich noch an den Sommer 2016, in dem plötzlich die ganze Welt draußen herumlief und sich das Smartphone vor die Nase hielt, um Pokémons zu fangen? Das war das Jahr, als die App »Pokémon Go« erschien. Dabei konnte man Pokémons – kleine Fantasietiere, mit denen man gegen andere Tiere kämpfen kann – in der »echten Welt« fangen: der Kindheitstraum vieler Pokémon-Fans. Man sah also auf seinem Smartphone durch die Kamera das Abbild der wirklichen Umgebung, in der plötzlich auch ein kleiner gelber Pikachu (Fantasiefigur aus dem Pokémon-Universum) saß. Reale und virtuelle Welt in Kombination.

Für den Fall, dass Sie überhaupt keine Ahnung von Pokémons haben, lassen Sie uns Ihnen ein weiteres, nicht ganz so knuffiges Beispiel geben: den Kauf von Möbeln im Internet. Bei einigen Anbietern haben Sie dabei die Möglichkeit, das gewünschte Möbelstück schon virtuell in Ihrem Wohnzimmer zu platzieren. So können Sie sich vor dem Kauf wortwörtlich ein Bild davon machen, ob sich der ockerfarbene neue Schrank auch wirklich nicht mit dem Kastanienbraun Ihres Fußbodens beißt, und zwar bevor Sie oder jemand anders den Schrank in Ihre Wohnung bringt. Eigentlich ganz cool, oder? Genau so etwas ist Erweiterte Realität.

Die Anwendungen sind hier noch nicht ganz so weit, aber ein großer Bereich ist die Unterstützung bei der Navigation. Dabei kann man sich zum Beispiel in einer fremden Stadt den Weg zum nächsten Supermarkt anzeigen lassen. Oder die Nutzung von speziellen Skibrillen, die die Namen der jeweiligen Skipisten kennen und den Weg zum nächsten Lift beschreiben können.

Woran auch schon geforscht wurde und wird, ist die Verwendung von Erweiterter Realität im Alltag von Pflegekräften.[116] Diese könnten in Zukunft spezielle Brillen mit Funktionen der Erweiterten Realität erhalten, die ihnen als Hilfe oder Gedächtnisstütze in ihrem Arbeitsalltag assistieren wird. So würde die Brille bei der Versorgung von einzelnen Patientinnen und Patienten Hinweise einblenden,[117] was besonders beachtet werden muss: ob zum Beispiel bestimmte Krankheiten vorliegen, ob es besondere Vorfälle in der letzten Schicht gab und so weiter. Eine solche Funktion könnte zu weniger Stress bei den Pflegekräften führen und mehr Raum für anderweitige soziale Interaktionen lassen.

PROBLEME VON VIRTUELLER UND ERWEITERTER REALITÄT

Virtuelle und Erweiterte Realität sind zwei der Technologien in diesem Buch, die noch weniger verbreitet sind – besonders wenn es um Anwendungen bei älteren Personen oder solchen mit Einschränkungen geht. Ein Grund für eine schleppende Entwicklung bei Anwendungen für diese Zielgruppe ist auch, dass sie bei der Entwicklung nicht ausreichend einbezogen wird. Dadurch geht Potenzial verloren, und eine große Zahl möglicher Kunden wird schlicht vernachlässigt.

Des Weiteren gibt es Probleme wie Gleichgewichtsstörungen oder Übelkeit, die beim Spielen entstehen kann (sogenannte *Motion Sickness*). Wie Studien nahelegen, scheint diese Problematik nicht besonders groß zu sein.[118] Auch wer keine Achterbahnfahrten verträgt, sollte die Verwendung von VR-Brillen also nicht direkt für sich ausschließen.

Allerdings sind einige VR-Brillen auch noch sehr teuer: im vierstelligen Bereich. Andere liegen etwa im Preisspektrum eines guten Smartphones.

Viele Entwicklungen sind also noch in einem frühen Stadium und müssen erst richtig in Fahrt kommen. Doch nicht wenige haben erkannt, dass Virtuelle und Erweiterte Realität nicht nur etwas für junge Gamer sind, sondern auch das Leben von Älteren bereichern können. Wenn Sie in Zukunft von weiteren neuen Entwicklungen hören, wissen Sie auf jeden Fall Bescheid und können mitreden!

Kapitel 12
HINDERNISSE UND GEFAHREN

Nachdem Sie nun viel über neue Technologien, KI und ihre Vorteile bei der Anwendung für ältere Menschen gehört haben, steht unweigerlich die Frage im Raum: »Komme ich schon an die Sachen? Und wenn ja, wie?« Und die auch nicht zu vernachlässigende Frage: »Muss ich alles selbst bezahlen – oder übernimmt das meine Kasse?«

Zum größten Teil sind die Technologien an sich schon verfügbar wie in den jeweiligen Kapiteln beschrieben, allerdings befindet sich vieles in einem Anfangsstadium und ist zum jetzigen Zeitpunkt noch nicht marktreif. Welche Produkte Sie tatsächlich zum jetzigen Zeitpunkt so schon kaufen können und was auf welche Art und Weise einen Mehrwert bieten kann, ist natürlich zentral, und daher findet das in diesem Buch auch Berücksichtigung. Dieses Kapitel ist jedoch zunächst den Ursachen gewidmet, die eine breite Etablierung neuer innovativer Technologien verhindern oder zumindest enorm erschweren. Dazu sei aber auch gesagt, dass wir Ihnen hier nur einen Überblick über die jeweiligen Hindernisse geben möchten. Zu vielen Aspekten, die wir im Folgenden ansprechen, könnte man auch gut ein eigenes Buch schreiben.

Aus Rücksicht auf Ihre Lesefreude verzichten wir darauf, uns allzu ausführlich in zu vielen Details zu verlieren. Dennoch möchten wir sicherstellen, dass Sie über bedeutende Hürden informiert sind. Dafür bleiben wir zunächst bei hinderlichen Faktoren, die von den Menschen selbst ausgehen. Und dabei geht es wohlgemerkt nicht nur um die Personen, für die die Technologien gemacht wurden. Gleichzeitig schauen wir uns auch viele äußere Einflussfaktoren an, die eine Etablierung innovativer Ideen stark erschweren können. Allerdings soll trotz aller berechtigter Kritikpunkte nicht nur gemeckert werden. Kritisieren allein ist zu leicht und hat noch niemandem geholfen – außer vielleicht, man meckert einfach gern. Aber nein, der Anspruch hier ist, gleichermaßen Lösungsvorschläge für die angerissenen Probleme zu benennen.

Auch diese werden sicherlich nicht perfekt sein und können diskutiert werden. Wenn eine perfekte Lösung so einfach wäre, bräuchte es schließlich dieses Buch nicht, und Sie säßen gerade schon in Ihrem tollen digitalen Zuhause. Doch am Ende dieses Kapitels haben Sie dann nicht nur einen Überblick über Hindernisse für die erfolgreiche Etablierung der hier angesprochenen Technologien, sondern können ebenfalls konkrete Lösungsvorschläge einordnen, überdenken und gegebenenfalls durch eigene Strategien ergänzen.

DER MENSCH UND DIE AKZEPTANZ VON TECHNOLOGIE

Wir beginnen mit der menschlichen Technologieakzeptanz, also mit der Frage, welche Voraussetzungen eigentlich erfüllt sein müssen, damit jemand sagt: »Hey, diese neue Technologie ist ja echt klasse! Die möchte ich selbst nutzen!« In einer solchen Aussage schwingt mit, dass ein Produkt, in dem eine neue Technologie steckt, akzeptiert wird. Eine derartige Akzeptanz in der breiten Gesellschaft ist ein nicht zu unterschätzender Faktor, wenn es darum geht, welches Produkt sich durchsetzt und welches nicht. Allerdings gibt es nicht *den einen* Faktor, der für eine breite Technologieakzeptanz beachtet werden muss. Vielmehr ist dies ein komplexes Phänomen, das von verschiedenen Faktoren beeinflusst wird:

- Dazu gehört schon allein die Bereitschaft, seine Gewohnheiten im häuslichen Leben zu verändern. Je nachdem, welche Technologie in den eigenen vier Wänden eingeführt werden soll, muss sich die nutzende Person zunächst darauf einlassen. Die Steuerung per Sprache kann die Integration in den Alltag vereinfachen. Zwar erfordert es eine gewisse Eingewöhnung, mit einer neuen Technologie zu sprechen, doch es entfällt die Notwendigkeit, eine zusätzliche, komplizierte Bedienung zu erlernen.
- In diesem Kontext ist es natürlich trotzdem wichtig, dass die Anwendenden tatsächlich mit der Technologie umgehen können. Auch wenn die Bedienbarkeit durch Sprachsteuerung enorm vereinfacht werden kann, sollte überprüft werden – insbesondere bei Technologien, die aus Sicherheitsgründen eingeführt wurden –, ob die entsprechende Person tatsächlich fähig zum Umgang mit der Technologie ist.
- Eine offene Haltung gegenüber der neuen Technologie wird gefördert, wenn man schon früh kommuniziert, wieso diese Anwendung zu Verbesserungen führen kann. Die Mühe und Bereitschaft, sich auf etwas Neues einzulassen, müssen sich durch den erbrachten Nutzen der Technologie auszahlen!

- Grundsätzlich sollte es nie an einer umfassenden Kommunikation mangeln, denn sie ist entscheidend dafür, dass sich Menschen mit ihren potenziellen Ängsten gehört und ernst genommen fühlen. Vielen Befürchtungen kann der Wind aus den Segeln genommen werden, wenn ein Klima des Vertrauens herrscht. Wichtig zu betonen ist dabei, dass es auch Organisationen braucht, denen die Menschen vertrauen. Ein neuer Hersteller muss sich dies erst erarbeiten. Pflegedienste, Pflegeberaterinnen und -berater, Sanitätshäuser, Sozialträger, Wohnberatungsstellen oder Pflegestützpunkte können gegebenenfalls helfen, Vertrauen aufzubauen.
- Auch die Bezahlbarkeit der entsprechenden Technologie muss für die Pflegebedürftigen und/oder Angehörigen gegeben sein.

Ist man schließlich offen gegenüber der Nutzung einer neuen Technologie, sollten zwei weitere Faktoren unbedingt beachtet werden: die wahrgenommene Zweckdienlichkeit sowie die Benutzerfreundlichkeit.[119] Ersteres bedeutet, dass die Anwendenden vom Nutzen der Technologie überzeugt sein müssen. Sie sollten also zum Beispiel empfinden, dass ihre Lebensqualität durch die Nutzung erhöht wird. In unserem Anwendungsfeld müssten ältere Menschen also wirklich erleben, dass sich ihr Alltag daheim verbessert und sie mehr Autonomie und Selbstständigkeit in ihrer Lebensführung wahrnehmen, wenn sie zum Beispiel ein Intelligentes Assistenzsystem anwenden.

Bei der Benutzerfreundlichkeit ist zentral, inwiefern der Gebrauch einer neuen Technologie mit Aufwand und Anstrengung verbunden ist. Besonders Menschen, die sich selbst nicht als technikaffin einschätzen, können hier Ängste haben: zum Beispiel dass sie gar nicht fähig sind, eine neue Technologie in ihren eigenen vier Wänden zu bedienen, und sie bestimmt schnell etwas kaputt machen, sobald sie es versuchen. Diese Ängste und Unsicherheiten sollten den Betreffenden genommen werden, was beispielsweise durch eine geduldige Einführung in die Bedienung der neuen Technologie erreicht werden kann. Auch bei aufkommenden Fragen sollte eine Ansprechpartnerin oder ein Ansprechpartner unterstützend zur Seite stehen.

Gleichzeitig muss aber auch schon bei der Entwicklung von Technologien auf spezielle Bedürfnisse der Zielgruppe geachtet werden. Es bringt meistens nichts, ein Produkt ohne die Einbeziehung der Personengruppe zu entwickeln, die es am Ende hauptsächlich nutzen soll. Momentan ist es oft so, dass sowohl die älteren oder pflegebedürftigen Personen nicht in die Entwicklung von Technologien integriert werden als auch die Personen, die in der Pflege arbeiten. Letztere, genauso wie (pflegende) Angehörige, sollten ebenfalls schon im Entwicklungsprozess vermehrt ihre Erfahrungen und Probleme teilen können. Dies würde dazu führen, dass Technologien bereits in ihrer Anfangsphase bedarfsgerechter auf die tatsächlichen Lebensrealitäten zugeschnitten wären. Stichwort hier wieder: Partizipation (siehe Kapitel 3), also mitmachen, sich beteiligen oder beteiligt werden.

Die Verstärkung eines solchen Ansatzes könnte auch zu einer Reduzierung der anfänglichen Skepsis führen, die von vielen Seiten auf innovative Technologien in ihrer Anfangsphase einschlägt. »Klassiker« sind dabei:

- »Das funktioniert ja noch überhaupt nicht.«
- »Das kann ich ja gar nicht bedienen/verstehen.«
- »Das Kabel stört mich aber.«
- »Das sieht nicht so toll aus.«
- »Dann sieht doch jeder gleich, dass ich ein Problem habe.«

Innovationsfreudige Entwicklerinnen und Entwickler, die wirklich etwas an der Pflegesituation verbessern wollen, sind von solchen Sätzen oft entmutigt, da sie als wenig lösungsorientiert empfunden werden. Natürlich ist es wichtig zu wissen, wenn ein Kabel als besonders störend empfunden wird. Möglicherweise kann man dies auch ändern, indem die Farbe des Kabels dem Mobiliar angepasst wird oder es in einem Kabelkanal verschwindet. Ein bisschen mehr Verständnis und Offenheit von allen Seiten für die jeweils anderen Sichtweisen wäre ein großer Schritt in die richtige Richtung! Zur Ehrenrettung vieler Entwicklerinnen und Entwickler sollte aber auch nicht ausgeklammert werden, dass es manchmal extrem schwierig sein kann, Seniorinnen und Senioren zu finden, die bereit sind, sich kritisch mit Dingen auseinanderzusetzen, und diese Kritik dann auch in Worte fassen. Hier ist oft eine gewisse Schüchternheit zu beobachten wie auch die Scheu, verbesserungswürdige Aspekte einer neuen Technologie zu kommunizieren.

Mittlerweile ist die Beteiligung verschiedener Interessengruppen schon verstärkt in das Bewusstsein vieler Entwicklerinnen und Entwickler gerückt, kann aber zukünftig gern noch weitergelebt werden.

PARTIZIPATION UND UNTERSTÜTZUNG

Damit sind wir auch schon beim nächsten Punkt der Partizipation und Unterstützung, die eng mit dem Aspekt der Technikakzeptanz verbunden ist. In Kapitel 3 und anderenorts haben wir schon beschrieben, warum es wichtig ist, dass ältere Menschen in die Entwicklung von Produkten, die vor allem für sie selbst sein sollen, einbezogen werden. Hier möchten wir den Fokus auf einen weiteren Aspekt legen, nämlich das Verständnis des derzeitigen Pflegesystems. Momentan wird insbesondere Wert auf Leistungen und Produkte gelegt, die einen direkt zu erkennenden pflegerischen oder medizinischen Nutzen haben. Gemeint sind damit Produkte, die akut der Linderung bestimmter augenscheinlicher Symptome dienen. Häufig bleiben dabei andere relevante Aspekte unbeachtet, die jedoch ebenso viel Aufmerksamkeit verdienen. Das ist das große Problem in der Prävention, die sich erst langfristig auswirkt.

Ein schwerwiegender Punkt, der viele Ältere betrifft, ist die Isolation und Einsamkeit.[120] Ein Thema, das nun auch von politischer Seite immer mehr als wichtig erkannt wird. Wenn über solche Probleme gesprochen wird, scheint allerdings bei vielen noch die Meinung vorzuherrschen, dass man sich doch bitte nicht so anstellen solle. Für alle körperlichen Bedürfnisse sei ja wohl gesorgt, und ein bisschen mehr Dankbarkeit wäre da doch angebracht. Jetzt noch zu nörgeln, dass man einsam sei ... wo kommen wir denn da hin?

Aber Einsamkeit ist mehr als ein unangenehmes Gefühl, das man im Alter schon mal hat und das wieder verfliegt, wenn man sich doch nur nicht »so anstellen« würde. Und Einsamkeit ist in der Bevölkerung weit verbreitet, gerade bei älteren Menschen.[121] Die Inkaufnahme von Einsamkeit ist nicht nur aus ethischer Sicht mehr als fragwürdig, sondern zieht auch einen Rattenschwanz an Problemen mit sich. Dies betrifft das subjektive Leid der Betroffenen ebenso wie die ökonomischen Folgen, die langfristig durch Einsamkeit entstehen können. Einsamkeit im Alter ist oft mit einem Anstieg von Gesundheitsproblemen verbunden, was zu höheren Kosten bei der Pflege führt. Besonders alleinstehende ältere Menschen neigen dazu, häufiger medizinische Versorgung in Anspruch zu nehmen, was nicht nur das

Gesundheitssystem belastet, sondern auch steigende wirtschaftliche Kosten zur Folge hat.[122] Dies betrifft die Behandlung körperlicher *und* psychischer Krankheiten.

Doch anstatt das Problem wirklich ernst zu nehmen und die Entwicklung von Technologien zu unterstützen, die es angehen könnten, wird der psychischen Gesundheit oft noch zu wenig Wert beigemessen. Bisher setzt man beim Problem der Einsamkeit häufig auf Freiwillige und Ehrenamtliche, die die älteren Menschen besuchen. Doch so toll es auch ist, dass es Menschen gibt, die den Alltag anderer in ihrer Freizeit durch ihre Besuche verschönern möchten, es sind doch nicht genug, als dass das Problem gelöst wäre. Zudem ist es für Betroffene häufig auch schwierig, sich zu melden oder breite Angebote gegen Einsamkeit wirklich in Anspruch zu nehmen. Scham oder die Angst vor Stigmatisierung sind für sie ein Problem, weswegen die richtige Ansprache und Kommunikation der Angebote sehr wichtig ist.

Die Herausforderung der Einsamkeit im Alter könnte durch zwei weitere unterschiedliche Ansätze angegangen werden. Einerseits – und diesen Punkt haben wir hier schon öfter angesprochen – sollten Technologien genutzt werden, die es dem Pflegepersonal sowie Angehörigen erlauben, mehr Zeit für Beziehungsgestaltung zu haben. Andererseits sollte mehr Teilhabe und damit eine Verringerung von Einsamkeit durch die Verwendung von Technologien selbst erreicht werden. Dazu braucht es nicht einmal den Sprachassistenten oder das VR-System. Für den Anfang reicht vielleicht schon die Teilnahme an einer Familienvideokonferenz, wenn es aus welchen Gründen auch immer nicht anders geht. Doch viele ältere Menschen wissen gar nicht, wie sie an einer Videokonferenz teilnehmen sollten, geschweige denn, wie sie damit umgehen, wenn sie das falsche Mikrofon am Laptop angestellt oder ihr Bild versehentlich ausgemacht haben.

Da sind dann auch schnell mal Angehörige genervt, wenn sie hören, dass WhatsApp »sich selbst gelöscht« hätte.

Sogar im Arbeitskontext gelingt die einwandfreie Durchführung von Videokonferenzen auch nach viel Erfahrung durch die Covid-19-Pandemie noch nicht immer problemlos, und hier sprechen wir von deutlich jüngeren Menschen, die zumindest an die Verwendung von Laptops gewöhnt sind. Oft sind es daher ehrenamtlich Tätige, die für digitale Teilhabe bei den Älteren sorgen, indem sie ihnen Unterstützung und Kurse für die Verwendung von digitalen Endgeräten anbieten. Häufig sind es ebenjene Kurse, die einen unkomplizierten Einstieg in weitere Gespräche mit älteren Menschen über digitale Hilfsmittel ermöglichen.

Es ist schade, dass die Bedeutung der Teilhabe von vielen Entwicklerinnen und Entwicklern als gering erachtet wird, und das steht in einem drastischen Widerspruch zu dem Ziel eines Gesundheitswesens, das nicht nur zweckdienlich für die augenscheinlich körperliche Gesundheit zuständig ist, sondern auch für das psychische Wohlergehen sorgen sollte.

DATENSCHUTZ

Der Aspekt des Datenschutzes vereint menschliches Misstrauen – also die Angst, dass Daten bei der Verwendung von Technologien in die falschen Hände gelangen könnten – mit tatsächlichen strukturellen Problemen.

Fangen wir beim Menschen an. Datenschutz ist kompliziert, und beim Herunterladen von Apps stimmen die meisten allen Bedingungen zu, ohne sich wirklich Gedanken darüber zu machen. Meist ist der Grund dafür jedoch nicht Ignoranz oder Interessenlosigkeit, sondern die kaum zu bewältigende Menge an Informationen, die man verarbeiten müsste, wenn man wirklich jeden Aspekt der Datenverarbeitung begreifen wollte. Also stimmt man in der Regel einfach zu, erteilt den Apps die Berechtigung, auf Kontakte, Kamera und Mikrofon des Smartphones zugreifen zu können, und hofft, dass das schon nicht so schlimm sei.[123] Dieses Verhalten passt nicht zu dem Ausmaß an Skepsis, wenn es um persönliche gesundheitsbezogene Daten geht.[124] Dabei fällt es den meisten jedoch oft schwer, genau zu benennen, wovor sie denn Angst haben, was mit ihren gesundheitsbezogenen Daten passieren könnte. Es scheint also häufig mehr um den Aspekt des empfundenen Kontrollverlustes und der Unsicherheit zu gehen.

Wir möchten dieses Missverhältnis im Umgang mit den eigenen Daten an zwei Beispielen erläutern: der Digitalisierung des Gesundheitssystems und der privaten Nutzung von Intelligenten Assistenzsystemen.

Bei der *Digitalisierung des Gesundheitswesens* geht es an dieser Stelle vor allem um die Nutzung der elektronischen Patientenakte. Einerseits wäre es damit verschiedenen Ärztinnen und Ärzten möglich, sich untereinander schneller und besser über einzelne Patienten und Patientinnen auszutauschen. Der Zugang zu solchen Informationen ist nicht nur für reguläre Besuche bei verschiedenen Fachärztinnen und -ärzten relevant, sondern kann auch beim Hausnotruf, bei Stürzen in der Wohnung, Unfällen oder plötzlichen Verschlechterungen des Gesundheitszustandes für die Angehörigen, für den Pflegedienst oder andere behandelnde Personen von größter Bedeutung sein. Gleichzeitig könnten Patientinnen und Patienten selbst besser nachvollziehen, welche Diagnosen ihnen wann und von welchem behandelnden Arzt gestellt wurden. Dadurch könnten etwaige Fehler oder Verwechslungen schneller auffallen, und die Betroffenen würden sich besser informiert fühlen. Wie bereits in Kapitel 9 betont wurde, ließen sich Übermedikation und Wechselwirkungen bei der Verschreibung von Medikamenten besser vermeiden. Solche Vorteile sollte man sich vor Augen führen, bevor man aus einem reinen Bauchgefühl heraus gegen die Digitalisierung von gesundheitsbezogenen Daten Stellung bezieht.

Bei der *privaten Nutzung* von Intelligenten Assistenzsystemen in den eigenen vier Wänden können ähnliche, wenn nicht sogar noch größere Ängste bei den Nutzenden entstehen. Hier geht es ja schließlich um den intimsten und persönlichsten Bereich der meisten Menschen: das eigene Zuhause. Eine Studie hat gezeigt, dass die Angst vor »Datenleaks«, also einem Eingriff in die Privatsphäre, oder die Angst davor, »abgehört« zu werden, deutlich zunimmt, wenn Sprachassistenten sich ungewöhnlich gebärden.[125] Ihr Verhalten wird besonders dann als merkwürdig empfunden, wenn sie einfach anfangen zu reden oder auf Gesagtes reagieren, ohne dass es einen Anhaltspunkt dafür gäbe, wieso sie sich angesprochen fühlten. Wenn in großer Runde über einen »Alex« gesprochen wird und Alexa dann fragt, wie sie einem helfen könne, ist das vielleicht noch nachzuvollziehen. Gibt es aber keine erkennbare Ursache, sieht die Lage schon wieder anders aus. Hier muss die Technologie so gut funktionieren, dass solche Ängste nicht noch durch komisches Verhalten des Sprachassistenten geschürt werden.

Andererseits können solche Situationen nie ganz vermieden werden. Dann ist es auch hilfreich, wenn die Anwendenden genau darüber informiert werden, wo ihre Daten gespeichert und verarbeitet werden. Geschieht dies auf einem dubiosen Server eines Großkonzerns irgendwo im Ausland, oder hält man sich an vertrauenswürdige Anbieter, die datenschutzgerechte Lösungen anbieten? Wenn man weiß, was hinter diesen Systemen steht und welche Vorkehrungen konkret zur Sicherheit der eigenen Daten getroffen werden, können die Bedenken möglicherweise reduziert werden.

KOSTEN

Dass die Höhe der Kosten selbstverständlich immer ein Hinderungsgrund für alles Mögliche sein kann, ist kaum verwunderlich. So auch bei neuen Technologien. Innovation ja, aber bitte nur, wenn sie sich auch direkt bezahlt macht. Mit dieser Einstellung wird Innovation nur leider sehr schwierig. Genauer gehen wir darauf noch in dem Unterkapitel »Der Markt« ein. An dieser Stelle soll der Aspekt der Kosten aus zwei anderen Perspektiven betrachtet werden. Zunächst werfen wir einen Blick auf die Ängste von Privatnutzerinnen und -nutzern hinsichtlich der Kosten im Zusammenhang mit neuen Technologien. Als Zweites betrachten wir die Frage der Kosten in Bezug auf die umfassende Digitalisierung des Gesundheitswesens.

Die durchschnittliche Rente der Deutschen ist relativ gering, und Sie wissen selbst, welche Kosten schon auf einen Haushalt zukommen, ohne dass Pflegebedürftigkeit eintritt. Kommt es zu einer Pflegebedürftigkeit, steigen die Kosten schnell an, weswegen bestimmte Leistungen von den Krankenkassen getragen werden. Welche Kosten von wem wie bezahlt werden und wie man die benötigten Leistungen und Hilfsmittel konkret beantragen kann, ist schwer zu durchschauen, insbesondere bei digitalen Lösungen. Wer sich genauer dafür interessiert, kann gern einen Blick auf die Information »Kostenübernahme für technologische Hilfsmittel« werfen. Dort bieten wir Ihnen eine kurze

Hilfestellung, mit der Sie selbst besser nachvollziehen können, wann eine Leistung beziehungsweise ein Hilfsmittel von den Krankenkassen bezahlt wird.

Kostenübernahme für technologische Hilfsmittel

Damit neue digitale Lösungen wie zum Beispiel Intelligente Assistenzsysteme von den Kassen übernommen werden, braucht die Person, für die der Antrag gestellt wird, mindestens den Pflegegrad ab Stufe 1. Dann kann man selbst versuchen, einen Antrag zu stellen, was unter Umständen jedoch schwierig und kompliziert wird. Daher ist es sinnvoll, eine Beratung hinzuzuziehen, zum Beispiel eine Pflegeberatung, den Pflegestützpunkt, das Sanitätshaus, die Krankenkasse, den Medizinischen Dienst, Wohnraumberatungen und Hausnotrufdienste. Dann wird ein sogenannter Anamnesebogen ausgefüllt. Das bedeutet, man gibt an, warum man welches Hilfsmittel benötigt. Welche Probleme hat man, und warum kann das beantragte Hilfsmittel unterstützend zur Lösung/Linderung des Problems beitragen? Wieder kann man den Antrag selbst stellen oder bei der jeweiligen Firma, die das Hilfsmittel anbietet, nachfragen, ob sie möglicherweise bei der Antragstellung hilft.

Nach der Antragstellung dauert es maximal drei Wochen, bis eine Entscheidung gefallen ist. Wenn der Medizinische Dienst eingeschaltet wird (was bei digitalen Hilfsmitteln meistens der Fall ist), kommen allerdings noch einmal zwei Wochen hinzu. Dabei haben zunächst die

Pflegekassen drei Wochen Zeit für eine Entscheidung. Ist nach diesen fünf Wochen keine Entscheidung gefällt beziehungsweise keine Ablehnung erteilt, dann gilt ein Antrag automatisch als bewilligt.

Knackpunkt bei der Antragstellung zu innovativen beziehungsweise technischen Hilfsmitteln ist, dass sie ab und zu abgelehnt werden. Vermutlich liegt dies daran, dass die zuständigen Sachbearbeiterinnen und Sachbearbeiter bei den Pflegekassen sowie Ärztinnen und Ärzte bei den Medizinischen Diensten das technische Hilfsmittel nicht kennen. Sie können also vermutlich schlicht wenig damit anfangen und wissen einfach nicht genug darüber, um eine positive Beurteilung zu treffen. In solch einem Fall sollte unbedingt Widerspruch gegen die Entscheidung eingelegt werden, was man wieder selbst oder in Zusammenarbeit mit der jeweiligen Firma tun kann. Dann muss der Antrag noch mal genauer geprüft werden, und es kommt hoffentlich zu einer Bewilligung.

Aber auch hier kann unter Umständen wieder die Künstliche Intelligenz helfen (siehe zum Beispiel die Abschnitte »Einblick in KI-Lösungen für Ältere« in Kapitel 6 und »Digitale Gesundheits- und Pflegehelfer« in Kapitel 9).

Doch selbst wenn die Kassen die Kosten für die technischen Hilfsmittel übernehmen, haben einige weitere Befürchtungen, zum Beispiel dass die Höhe der anfallenden Stromkosten durch die Nutzung der jeweiligen Technologie dramatisch ansteigen könnten. Diese betragen bei Intelligenten Assistenzsystemen je nach Ausstattungsumfang zirka 30 bis 50 Euro im Jahr, wobei sie sogar von den Pflegekassen zurückerstattet werden können.

Hier kann man wieder nur auf die Relevanz von Kommunikation verweisen, damit solche Ängste besprochen werden und nach Lösungen gesucht wird.

Wenn es um die Kostenfrage der Digitalisierung des gesamten Gesundheitssystems geht, bewegt man sich in einer ganz anderen Größenordnung. An dieser Stelle soll der Fokus also nicht auf große und komplizierte Umstrukturierungs- oder Digitalisierungsprozesse gelegt werden, sondern auf etwas, was eigentlich schon klappt und wo die Kosten sich in Grenzen halten könnten. Es geht um die Videosprechstunde bei Ärztinnen und Ärzten. In Krisenzeiten, also während der Covid-19-Pandemie, hat diese plötzlich funktioniert, weil es eben funktionieren musste. Nun haben viele Arztpraxen wieder in den Regelbetrieb zurückgefunden, wobei es so wirkt, als hätten sie ihre telemedizinischen Angebote wieder zurückgefahren. Das ist verständlich, da es schwierig ist, Telemedizin im normalen Betrieb einer Praxis unterzubringen. Es bräuchte also Praxen, die hauptsächlich telemedizinisch tätig sind, damit es reibungslos funktioniert. Dies wiederum ist jedoch schwierig umzusetzen, da ein Kassensitz benötigt wird, um mit den gesetzlichen Krankenkassen abzurechnen. Die Eröffnung neuer, auf Telemedizin fokussierter Arztpraxen scheitert also an dieser Stelle schon an der Anzahl der Kassenplätze und der damit verbundenen Abrechnung der Sprechstunden.

Doch natürlich gilt auch hier wieder: »›Geht nicht‹ geht nicht!« Die App Medgate ermöglicht es Privatversicherten (sowie gesetzlich Versicherten auf Selbstzahlerbasis), sich telemedizinisch beraten zu lassen.[126] Ein weiteres Beispiel einer App ist teleclinic.[127] Dabei funktioniert die telemedizinische Beratung sowohl für privat als auch für gesetzlich Versicherte. Nach der Online-Registrierung und der Installation der App wird ein

Online-Gespräch mit einem Arzt oder einer Ärztin geführt. In diesem Gespräch verschriebene Rezepte oder Krankschreibungen können daraufhin ebenfalls in der App verwaltet werden.

POLITISCHE RAHMENBEDINGUNGEN

Eng verbunden mit dem Aspekt der Kosten sind die politischen Rahmenbedingungen. Allerdings gehen die Hindernisse in diesem Bereich inhaltlich noch deutlich weiter, als dass sie lediglich Kosten betreffen würden. Politische Rahmenbedingungen müssen in verschiedenen Bereichen gesetzt werden, damit technologische Innovationen in der Pflege eine Chance haben. Dies fängt schon bei dem Aspekt des Datenschutzes an.

Datenschutz ist wichtig und richtig, wenn digitale Technologien die Pflege revolutionieren sollen. Hierbei ist der AI Data Act der EU zu nennen, der sich mit der Sicherheit von KI und den ethischen Schlussfolgerungen beschäftigt. Nach Inkrafttreten des AI Data Acts müssen Organisationen klare Zuständigkeiten und Risikoeinschätzungen für KI-Anwendungen vorlegen, wobei Organisationen zwei Jahre Zeit für die Umsetzung haben. Ist die Frist vorbei, und die Umsetzung ist nicht geschehen, drohen Bußgelder.[128] Dies wird natürlich nicht nur bei der Digitalisierung von Pflege eine Rolle spielen, aber auch, denn die hier verwendeten Daten sind oft sehr sensibel und privat.

Ein weiterer wichtiger Punkt, der zu vielen Problemen führt, ist die sogenannte Sektorentrennung. Wie schon in Kapitel 9 angesprochen, beschreibt die Sektorentrennung im Gesundheitswesen die Trennung von Kranken- und Pflegekassen in Bezug auf die Zuständigkeiten und Finanzierungsquellen, wenn es um die Gesundheits- und Pflegeversorgung geht. Folgende

Punkte sind bei der Sektorentrennung als problematisch zu betrachten:

• *Koordinationsprobleme,* wenn Versicherte sowohl gesundheitliche, also krankheitsbedingte, als auch pflegerische Leistungen benötigen – was ab einem gewissen Alter immer der Fall ist und demnach eine Vielzahl von Personen betrifft. Dazu kommt, dass selbst Expertinnen und Experten auf diesem Gebiet oft nicht ganz klar ist, ob es sich bei Leistungen nun um eine pflegerische oder krankheitsbedingte Leistung handelt.

• *Trennung von Verwaltungsstrukturen* der Pflege- und Krankenkassen, was den Bürokratieaufwand enorm erhöht. Gleichzeitig erhöht sich die Wahrscheinlichkeit, dass Finanzierungslücken auftreten.

• *Festhaltung an Strukturen,* die nicht mehr optimal für die Gesellschaft sind – Stichwort »demografischer Wandel«.

Die Hauptproblematik hinter diesen Punkten ist jedoch, dass Gesundheit immer noch nicht ganzheitlich betrachtet wird. Oder anders ausgedrückt: Es wird nicht vom Menschen her gedacht, sondern von einzelnen Indikationen. Dies fängt schon dabei an, dass mit zunehmendem Alter häufig eine sogenannte Multimorbidität vorliegt. Dies bedeutet, die Betroffenen haben nicht nur eine Krankheit oder Einschränkung, sondern mehrere, die im besten Fall alle in Korrelation miteinander behandelt werden sollten. Häufig ist das aber nicht der Fall, und es werden einfache Lösungen für komplexe Probleme verlangt, was kaum gelingen kann.

Wie problematisch das ist, lässt sich anhand eines Beispiels festmachen: Angenommen, jemand leidet an einer chronischen Herzerkrankung und bezieht zudem Pflegeleistungen zur Bewältigung des Alltags. Die Person würde zwar die passende Behandlung für die chronische Herzerkrankung erhalten und pflegerisch versorgt werden (sofern sich jemand um den bürokratischen Aufwand kümmert), allerdings würde niemand ihre ganzheitliche Lebenssituation in Betracht ziehen oder nach der individuell besten Lösung suchen.

Auch präventive Maßnahmen werden durch die Sektorentrennung enorm erschwert. Dabei wäre gerade Vorsorge aus verschiedenen Gründen so wichtig. Einerseits wäre den älteren Menschen selbst geholfen, da sie durch passende präventive Vorgehensweisen länger eigenständig in ihrer Wohnung beziehungsweise ihrer gewohnten Lebensumgebung bleiben können. Wir haben schon zu Beginn dieses Buchs ausgeführt, dass älteren Menschen dies oft sehr wichtig ist. Laut einer Studie des Politik- und Meinungsforschungsinstituts Kantar wird selbst der präventive Umzug in eine bedarfsgerechte Seniorenwohnung von vielen als wünschenswerter betrachtet als der Umzug in ein Seniorenheim.[129]

Andererseits wären präventive Maßnahmen auch aus finanzieller Sicht sinnvoll. Stellen Sie sich zum Beispiel vor, Sie wüssten sehr genau, dass die Bremsbeläge an Ihrem Auto bald mal erneuert werden müssten. Ziemlich sicher würden Sie dann vorsorglich handeln und neue Beläge einbauen lassen, bevor die Bremsen irgendwann nicht mehr funktionieren, Sie über eine rote Ampel brettern und einen Totalschaden haben, weil ein anderes Auto in Ihres hineingefahren ist. Und das wäre noch ein positiver Ausgang der Geschichte, da Sie überlebt haben. Ähnlich ist es bei der eigenen Gesundheit. Ein Sturz mit seinen Folgeproblemen ist teurer als die Durchführung eines Sicherheitschecks im Haus mit anschließender Anpassung der häuslichen Umgebung, die zum Beispiel die Anbringung rutschfester Bodenbeläge, die Montage zusätzlicher Griffe und so weiter umfasst. Ab Pflegegrad 2 ist solch eine Beratung sogar verpflichtend.[130]

Zur Untermauerung dieses Arguments würden wir Ihnen auch gern konkrete Zahlen nennen. Allerdings ist die Faktenlage, was diese Zahlen angeht, als unbefriedigend zu bewerten. Die Daten der Krankenkassen zu solchen Sachlagen sind für die Allgemeinheit nicht zugänglich. Weiterhin sind auch nur wenige Studien veröffentlicht, die gezielt Einsparpotenziale benennen oder die Relevanz von präventiven ganzheitlichen Maßnahmen zeigen. Dabei würde die Priorisierung von Prävention nicht nur mehr Komfort und Lebensqualität für die Betroffenen bringen, sondern auch die Allgemeinheit weniger kosten. Der Barmer Pflegereport bestätigt diesen Ansatz. Dabei wurde gezeigt, dass eine (vermeidbare) Hospitalisierung bei Pflegebedürftigkeit verhindert werden sollte (natürlich gibt es Fälle, wo es lebensrettend ist), da dies oft zu weiteren gesundheitlichen Folgen für die Betroffenen führen kann.[131]

Übrigens, in anderen Ländern ist die Sektorentrennung bereits abgeschafft, oder sie wurde gar nicht erst eingeführt, da die Problematiken dahinter erkannt wurden. Es braucht also ein politisches Umdenken und das Angehen von langfristig nötigen Veränderungen. Es gibt so viele verschiedene Menschen, die sich mit Lösungsansätzen befassen und darin investieren. Alle, also die Politik, die Kassen, Angehörige und Betroffene, wollen Digitalisierung, aber denken den Prozess nicht zu Ende. Die Politik muss den nötigen Rahmen dafür setzen, dass wirklich gute und vor allem nötige Veränderungsbestrebungen nicht auf halbem Weg stecken bleiben.

DER MARKT

Wer eine gute Idee zur Verbesserung des Gesundheitswesens oder kleiner Teilbereiche hat, ob nun technologischer Natur oder nicht, der ist mit den Herausforderungen des (deutschen) Markts konfrontiert – »deutschen« in Klammern, weil natürlich jeder Markt überall auf der Welt Herausforderungen birgt, doch so mancher könnte meinen, in Deutschland seien diese etwas »besonderer« als anderswo.

Zunächst können wir dafür noch mal bei der Prävention ansetzen. Es ist ja so, dass die meisten nur die Leistungen in Anspruch nehmen, die von den Kassen übernommen werden. Viele würden eine schlechtere Lösung der besseren vorziehen, wenn die schlechtere von den Kassen bezahlt wird und die bessere nicht – selbst wenn man sich die bessere eigentlich problemlos leisten könnte. Dieses Phänomen wird als »fehlende Selbstzahlermentalität« bezeichnet. Wie wichtig die eigene Gesundheit ist, wird dabei oft vergessen. Genauso wie die Tatsache, dass Handeln oft günstiger ist als Nichthandeln. Problematisch für die eigene Risikobewertung ist jedoch auch, dass den gesetzlich Versicherten in Deutschland oft nicht klar ist, wie viel eine bestimmte Leistung kostet, wie zum Beispiel ein dreitägiger Krankenhausaufenthalt oder diverse Medikamente, die pro Packung in die Tausende gehen können. Wenn man sich nun, insbesondere als gesetzlich Versicherter, fragt, warum dies für einen persönlich wichtig sein sollte (man bezahlt das ja eh nicht selbst!?), darf man nicht vergessen, dass man es durch Beiträge, Abgaben und Steuern sehr wohl zahlt.

Darüber hinaus ist die Vernetzung zwischen Praxis und Wissenschaft oft ungenügend; und wenn es etwas von der Forschung in die Praxis schafft, dann dauert es sehr lange. Zertifizierungen und verschiedene gesetzliche Regelungen machen es besonders Start-up-Unternehmen schwer, Fuß zu fassen. Es ist eine Herausforderung gerade für junge Unternehmen, im regulatorischen Dschungel des Gesundheitssystems zu bestehen.

An dieser Stelle sei gesagt, dass wir nicht gegen gesetzliche Rahmenbedingungen argumentieren. Die soll und muss es geben. Wir verweisen allerdings auf die Herausforderungen, die mit zu strikten und detaillierten Vorschriften sowie mangelnder Kommunikation einhergehen können. Ein Beispiel sind hier die DiGAs, die Sie in Kapitel 9 schon kennengelernt haben: Sie wissen mittlerweile, dass die Möglichkeiten der DiGAs vielfältig und sie ein wichtiger Schritt hin zur Digitalisierung des Gesundheitswesens sind. Für Hersteller sind sie niedrigschwelliger zu erreichen, als mit einer Anwendung in das Pflegehilfsmittelverzeichnis oder in die Erstattung der Krankenversicherung zu kommen, da man dafür eine Vielzahl von Gutachten und Studien benötigt – deren Durchführung wieder viel Geld kostet. Allerdings sind auch einige DiGAs wieder vom Markt verschwunden, da sie den Praxistest nicht bestanden oder den weiteren finanziellen Herausforderungen nicht standgehalten haben.

Bei den DiPAs besteht eine ähnliche Problematik. Es gibt sehr viele Anforderungen, damit Anwendungen als DiPA gelistet werden können,[132] wobei der finanzielle Gewinn zu lange auf sich warten lässt. Dadurch lohnt es sich für die Unternehmen am Ende nicht, eine DiPA zu entwickeln beziehungsweise mit dem eigenen Produkt als solche aufgeführt zu werden. Man darf dabei nicht vergessen, dass solche Unternehmen einerseits ein neues Produkt marktreif machen wollen, was allein schon teuer ist und Investitionen bedarf, und zusätzlich noch mit weiteren Kosten konfrontiert werden. Hier ist dann auch wieder die Schnittstelle mit dem Datenschutz und politischen Rahmenbedingungen erkennbar. Die Abwägung zwischen dem hohen Gut der Sicherheit, die durch Datenschutz gewährleistet sein soll, und den hohen Hürden, die eine Umsetzung des Datenschutzes für deutsche oder europäische Unternehmen mit sich bringt.

Außereuropäische Unternehmen sind mit der Auslegung von Regeln nicht so streng, wenn sie aufwändige Anpassungen bei ihren Produkten vornehmen. Lautet somit das Fazit, dass der europäische Markt von chinesischen oder amerikanischen Firmen dominiert wird, die unsere Standards nicht erfüllen, dann sollte man die Abwägung zwischen Sicherheit und Machbarkeit vielleicht noch mal neu justieren. Die Technologien werden kommen, ob mit oder ohne deutsche Unternehmen.

GESCHÄFTSMODELLE

Das finale Hindernis, auf das wir in diesem Buch eingehen möchten und das eng mit den Marktbedingungen zusammenhängt, sind die Geschäftsmodelle. An dieser Stelle sei auch noch einmal herausgestellt, dass die hier einzeln aufgeführten Hindernisse selbstverständlich miteinander verknüpft sind, sich gegenseitig bedingen und am besten gemeinsam angegangen werden müssten, um wirklich eine umfassende Veränderung zu bewirken. Dennoch soll die Betrachtung einzelner Komponenten die Komplexität des Gesamtproblems ein wenig durchschaubarer machen.

Aber zurück zu den Geschäftsmodellen. Kurz zusammengefasst, besteht das Hauptproblem hier darin, dass zu wenig Zeit und Geld bei jungen Unternehmen vorhanden ist, um lange Durststrecken zu überstehen. In der Kurzform: Gute Ideen schaffen es nicht in ein Stadium, so ausgereift zu sein, dass sie marktfähig sind und sich verkaufen lassen, weil die entsprechenden Unternehmen vorher schon pleite sind. Die längere Antwort enthält noch ein paar weitere Aspekte. Tatsächlich ist es für junge Unternehmen sehr schwer, im Gesundheitsbereich Fuß zu fassen. Doch nicht mangelnde Zeit und Geld sind schuld daran, sondern auch die Komplexität und starke Regulierung des Umfelds. Oft muss es jungen Unternehmerinnen und Unternehmern so vorkommen, als würden sie mit jeder innovativen Idee gegen eine Wand rennen. Bürokratie hier, Wartezeit dort und dann noch die Regulierungen beim Datenschutz.

An dieser Stelle soll gar keine erneute Diskussion darüber entstehen, was davon wie sinnvoll ist oder nicht. Es soll nur angemerkt werden, dass eine Beschleunigung dieser Aspekte enorm hilfreich wäre. Pilotprojekte, von denen es zahlreiche gibt, müssen tatsächlich weiterverfolgt und marktreif entwickelt werden. Es muss mehr passieren, damit sich etwas tut, denn oft hapert es eben nicht an den Ideen oder der Technologie, sondern an den Umständen. Eine Schonfrist für solche junge Unternehmen, die einen Veränderungsdrang haben, würde zum Beispiel helfen, damit sie ihre Ideen ausarbeiten können. Einige Kassen haben diese Probleme auch schon erkannt und versuchen zu unterstützen, doch es muss noch viel mehr geschehen.

Kapitel 13
DIE PRAKTISCHE ANWENDUNG DER DIGITALEN LÖSUNGEN

ZUSAMMENFASSUNG

Wir sind nun im letzten Kapitel dieses Buches angekommen. Lassen Sie uns daher noch einmal kurz zurückschauen, bevor wir Tipps für die praktische Anwendung geben.

Zu Beginn haben wir über das grundsätzliche Verständnis von Alter in unserer Gesellschaft geschrieben und darüber, dass dieses, höflich formuliert, überdacht werden muss. Wir haben uns angeschaut, welche Folgen das negative Bild auf das Alter haben kann, Stichwort hier: »Altersdiskriminierung«. Des Weiteren haben wir erfahren, wie Digitalisierung im Alter unterstützend wirken kann, dass aber auch dabei einiges beachtet werden muss. Dies spannte den Bogen zu den Technologien für ein autonomeres Leben in den eigenen vier Wänden.

Dabei blickten wir zunächst auf einfache, bereits verfügbare Unterhaltungs- und Kulturangebote und erlangten daraufhin ein grundsätzliches Verständnis von KI, sodass wir mit den »komplexeren« technischen Lösungen fortfahren konnten. Hier ging es von Intelligenten Assistenzsystemen und Sprachassistenten über E-Health und Robotik zu Virtueller und Erweiterter Realität. Abgeschlossen haben wir mit einer Auseinandersetzung mit Hindernissen und Gefahren, die dazu führen, dass all diese technischen Möglichkeiten noch nicht oder nur teilweise zur Verfügung stehen und anwendbar sind. Mit diesem wenig aufmunternden Kapitel wollen wir Sie jedoch nicht entlassen.

Deswegen möchten wir Sie jetzt noch mal optimistisch stimmen und handlungsfähig machen, indem wir Ihnen technische Lösungen präsentieren, die Sie direkt umsetzen können. Vieles haben Sie vom Prinzip her schon kennengelernt. Hier finden Sie einen Startpunkt mit direkt und einfach umsetzbaren Ideen und Lösungen. Außerdem nennen wir Ihnen verschiedene Angebote zur Beratung und Weiterbildung.

Dabei möchten wir jedoch explizit herausstellen, dass wir keinen Anspruch auf Vollständigkeit erheben wollen und können. Einzelne Angebote und Möglichkeiten entwickeln sich oft schneller, als wir »Neuauflage!« für unser Buch rufen könnten. Daher nennen wir Ihnen im Folgenden zwar einige Firmen und Websites, möchten damit aber vor allem Ihr grundsätzliches Interesse für die Bandbreite an Möglichkeiten schärfen, die es bereits gibt. Sie selbst sind der beste Experte und die beste Expertin für Ihre ganz persönliche Situation und können am ehesten einschätzen, was Sie benötigen oder eben auch nicht. Wir, und dieses Buch, möchten Sie dabei bestmöglich unterstützen.

DAS KÖNNEN SIE DIREKT UMSETZEN

Jeder kennt es, viele haben es, und doch ist es seit Jahren nicht weiterentwickelt worden: das Hausnotrufknopfsystem. Laut Bundesverband Hausnotruf nutzen es zirka eine Million Menschen,[133] daher wäre es befremdlich, wenn es in diesem Buch keinerlei Erwähnung fände. Grundsätzlich ist das eine einfache und kostengünstige Lösung für die Erhöhung von Sicherheit in den eigenen vier Wänden. Allerdings fand auch seit der Einführung des roten Knopfs keine großartige Weiterentwicklung mehr statt, wie zum Beispiel die Verknüpfung mit Intelligenten Assistenzsystemen.

Tatsächlich gibt es auch über den Hausnotrufknopf schon einiges Weitere, was Sie direkt ausprobieren können, um sich das Leben zu Hause ein bisschen einfacher zu machen. In Kapitel 7 haben wir ja bereits über das von allen Kassen finanzierte VIVAIcare berichtet, das die Firma einer der Autorinnen dieses Buchs selbst entwickelt hat.

Ganz simpel fängt es damit an, dass viele herkömmliche Geräte Funktionen und Einstellmöglichkeiten anbieten, die im Alter von Vorteil sein können. Bei Computern, Laptops oder Smartphones bietet es sich zum Beispiel an, die Schriftgröße anzupassen oder den sogenannten *Dark Mode* einzustellen, bei dem der Kontrast des Bildschirms (schwarzer Hintergrund und weiße Schrift) vergrößert wird, was ebenfalls zu einer besseren Lesbarkeit führen kann.

Viele weitere innovative Möglichkeiten betreffen den Smart-Home-Bereich und sind relativ kostengünstig. Eine simple Lösung ist zum Beispiel das Anbringen von Nachtlichtern mit Bewegungsmeldern auf dem Weg vom Bett ins Bad. Dies kann die Stolpergefahr reduzieren und sorgt für mehr Sicherheit, ohne dass Sie nachts gleich die große Beleuchtung anschalten müssen. Auch die Umrüstung auf smarte Steckdosen kann komfortabel sein. Damit können die dort angeschlossenen Geräte per App oder Sprachsteuerung bedient werden.

Zahlreiche Unternehmen bieten auch weitere smarte Einzellösungen an, mit denen bestimmte Handgriffe in den eigenen vier Wänden automatisiert werden können. Beispielhaft ist hier die Firma SwitchBot zu nennen, bei der verschiedene Produkte in diesem Bereich angeboten werden: ein Gerät zum automatischen Auf- und Zumachen von Gardinen, eine Fernbedienung, mit der verschiedene Geräte im Haus bedient werden können, oder eine Art kleiner elektronischer »Finger«, der Lichtschalter oder den Knopf der Kaffeemaschine automatisch betätigen kann, ohne dass eine komplexe Umrüstung nötig wäre.[134]

Wem die tägliche Hausarbeit auf die Nerven geht wer oder sie aus gesundheitlichen Gründen nicht mehr ganz allein bewältigen kann, sollte sich einmal nach Haushaltshelfern umschauen. Es gibt zwar leider noch keinen Roboter, der vom Wäschewaschen bis zum Fensterputzen alles kann; doch es sind seit Längerem schon weniger komplexe Geräte erhältlich, zum Beispiel Staubsaugroboter. Je nach Preisklasse haben diese auch eine integrierte Wischfunktion, was das Reinigen der Wohnung erleichtern kann.

Ein weiterer Punkt, mit dem viele Probleme haben, ist das regelmäßige Trinken. Dem kann man durch verschiedene Erinnerungsfunktionen entgegenwirken. Einerseits gibt es spezielle Apps, bei denen man sich selbst solche Reminder einstellen kann. Eine andere Option sind intelligente Untersetzer. Diese erkennen, ob das Glas, das darauf abgestellt wird, in regelmäßigen Abständen angehoben wird. Wenn es zu lange stehen bleibt, werden Sie durch Lichtsignale daran erinnert: eine technisch einfache Lösung, die aber einen Beitrag zur Gesundheit leisten kann.

Für die Aufrechterhaltung des Kontakts mit Familienmitgliedern können wie gesagt Intelligente Bilderrahmen verwendet werden. Angehörige können hier zum Beispiel Bilder oder Videos hinschicken, die auf dem Gerät der empfangenden Person abgespielt werden. Anbieter sind zum Beispiel Frameo oder Nixplay.[135] Wem das »Hinschicken« von Bildern und Videos nicht ausreicht, sondern wer auch Videotelefonate durchführen möchte, wird ebenfalls zum Beispiel bei der Firma Enna[136] fündig.

Ebenfalls hilfreich, aber vielleicht noch nicht bei allen auf dem Schirm, sind Online-Einkaufsmöglichkeiten von Anbietern wie Picnic, Flaschenpost oder Rewe.[137] Damit können Einkäufe per App abgeschlossen und zu einem selbstgewählten Zeitpunkt nach Hause geliefert werden. Besonders hilfreich ist dies für ältere Personen, die kein eigenes Auto besitzen oder schlecht zu Fuß sind. Zwar sind diese Angebote bisher hauptsächlich im städtischen Bereich verfügbar, doch auch Personen, die eher ländlich leben, können sich über regionale Möglichkeiten informieren. Falls man selbst mit der Bedienung der Apps überhaupt nicht klarkommt, könnten sogar Angehörige, die weit weg wohnen, den Einkauf für einen erledigen.

Wer seine Einkäufe lieber noch zu Fuß erledigt, für den ist vielleicht eine Smartwatch beziehungsweise eine Senioren-Uhr eine Anschaffung wert. Diese Unterscheidung ist wichtig, da es tatsächlich spezielle Senioren-Uhren gibt. Allerdings können auch viele herkömmliche Produkte von bekannten Marken für die Bedürfnisse älterer Personen angepasst werden. Es ist sinnvoll zu überlegen, was genau eine solche Uhr leisten soll.

Verschiedene Produkte haben hier also unterschiedliche Funktionen. Einige legen den Fokus auf Sicherheit und Praktikabilität mit einem integrierten Notrufknopf und lang haltenden Batterien, andere sind moderneren Smartwatches näher und besitzen eine integrierte Sturzerkennung, GPS-Tracking und eingespeicherte Notrufnummern. Allerdings müssen einem bei der Anschaffung mehrere Einschränkungen bewusst sein. Bei den Sturzsensoren besteht wie gesagt das Problem, dass viele die »langsameren« Stürze von Seniorinnen und Senioren gar nicht erkennen und so auch keine Hilfe rufen, wenn die Betroffenen nicht mehr aufstehen können. Dadurch wird möglicherweise ein falsches Gefühl von Sicherheit erzeugt. Zum anderen benötigen Senioren-Uhren oder generell Smartwatches, die ohne ein Smartphone funktionieren sollen, eine integrierte SIM-Karte. Dies führt jedoch auch dazu, dass der Akku einer solchen Uhr sehr schnell leer ist. Die Uhren müssen also mindestens einmal am Tag geladen werden, was man schnell mal vergessen kann. Falls Sie dies trotzdem interessant finden, dann geben Sie »Senioren-Uhr« einfach mal in die Suchmaschine Ihres Browsers ein, dann erhalten Sie eine Vielzahl von Ergebnissen und können selbst auswählen, was für Sie oder Ihre Angehörigen sinnvoll sein kann.

Falls es um zertifizierte Lösungen gehen soll, die Ihnen das Leben erleichtern, können Sie einen Blick in das Hilfsmittelverzeichnis des GKV (Verband der gesetzlichen Kranken- und Pflegekassen in Deutschland) werfen.[138] Alles, was in diesem Katalog aufgelistet ist, wird vollumfänglich von der Kasse bezahlt und kann quasi als der einzige »Vollkasko-Bereich« in der Pflege bezeichnet werden. Auch wichtig zu wissen: Diese Pflegehilfsmittel müssen nicht verschrieben, sondern können selbst ab der jeweiligen Pflegestufe beantragt werden. In dem Katalog enthalten sind tatsächlich auch schon Intelligente Assistenzsysteme.

DiGAs können Sie sich verschreiben lassen, sie werden von den Krankenkassen bezahlt (siehe Kapitel 9).

Wie in Kapitel 5 auch schon beschrieben, gibt es bereits viele digitale Angebote im Bereich Unterhaltung und Kultur. Einige davon haben wir im Anhang mit konkreten Beispielen aufgelistet.

Wer sich zu Hause gern sportlich betätigen möchte, aber keine Lust hat, ein teures Gerät wie ein Sportfahrrad dafür zu kaufen und sich darauf abzustrampeln, für den sind vielleicht Online-Sportangebote die richtige Wahl. Diese können synchron mit Trainerinnen und Trainern und weiteren Beteiligten oder vollkommen flexibel asynchron über hochgeladene Videos durchgeführt werden. Wer Inspiration braucht, was alles möglich ist, kann zum Beispiel bei der Videoreihe »Wir leben jetzt« der Marie-Luise und Ernst Becker Stiftung nachschauen.[139]

Vielleicht haben Sie aber auch ein tieferes Interesse an neuen technischen Anwendungen – oder durch dieses Buch begonnen, sich dafür zu interessieren –, wissen jedoch nicht genau, wie Sie die mal in der Praxis erleben können. Dann sollten Sie sich nach sogenannten *Living Labs* oder TruDi-Bussen umschauen. In *Living Labs* (lebenden Laboren) werden Wohnungen zu Forschungszwecken nachgebaut, sodass in »realitätsnaher« Umgebung an Technologien wie zum Beispiel Intelligenten Assistenzsystemen geforscht werden kann. Interessierte können neue Technologien so in möglichst natürlicher Umgebung selbst kennenlernen.[140] TruDi-Busse sind ebenfalls dafür da, neue Lösungen für ein gutes Leben im Alter zu verbreiten. TruDi steht für »Truck der Digitalisierung« und sorgt dafür, dass neue Technologien hautnah von verschiedenen Interessengruppen erlebt werden können.[141]

Neben *Living Labs* und TruDi-Bussen gibt es auch sogenannte Pflegemarktplätze. Hier kann man sich ebenfalls über neue Produkte informieren, sollte aber bedenken, dass es dabei nicht nur ums Informieren, sondern auch ums Verkaufen von Produkten geht.

Außer Angeboten, bei denen es um die Vermittlung von Lerninhalten mit Technik geht, gibt es zahlreiche andere Kurse, in denen man sich zu ganz verschiedenen Themen weiterbilden kann, zum Beispiel Angebote, die darüber informieren, wie gutes Altern generell funktionieren kann.[142] Auch Kurse zu Themen, die nichts mit dem »Alter« zu tun haben, finden sich online. Diese reichen vom Hobbykurs bis hin zur Hochschulveranstaltung. Die Inhalte lassen sich meistens herunterladen, sodass sie auch offline angeschaut und bearbeitet werden können. Online-Kurse finden Sie beispielsweise bei den Volkshochschulen oder Hochschulen.[143]

ZUM SCHLUSS

Sie sind nun so gut wie am Ende dieses Buches gelangt, und wir möchten uns mit ein paar Worten von Ihnen verabschieden.

Wir hoffen, dass dieses Buch – gleich, aus welchen Gründen Sie es gelesen haben – eine Bereicherung für Sie war. Vielleicht haben Sie sogar sich selbst, Angehörige oder Bekannte in einigen Lebensumständen von Herrn Meyer, Frau Stapel oder Frau Schaaf wiedererkannt. Vielleicht konnten Sie sich dadurch auch besser vorstellen, welche der im jeweiligen Kapitel beschriebenen Technologien potenziell für Ihr Leben und Ihre Situation infrage kommen könnten. Wenn Sie sich über die ein oder andere Möglichkeit für sich oder Ihre Angehörigen besser informiert fühlen, dann hat dieses Buch sein Ziel erreicht.

Die Aufgabe, vor der wir gesellschaftlich mit der sich verschärfenden Pflegesituation stehen, ist gewaltig. Doch die *eine* allumfassende Lösung für *alles* und *jeden* gibt es nicht. Dies haben wir schon in den Anfangskapiteln hervorgehoben. Auch die Technologie selbst sollte nicht bloß um ihrer selbst willen eingesetzt werden – das müsste ebenfalls deutlich geworden sein. Dieses Buch wollte an allererster Stelle vermitteln, dass der Mensch im Mittelpunkt stehen muss – insbesondere dann, wenn es um sensible Themen wie »Gesundheit« und »Pflege« geht.

Doch die Welt verändert sich rasend schnell wie noch nie zuvor. Eine Neujustierung der gegebenen Umstände ist stetig nötig und erfordert das Umdenken von altbewährten Strategien. Der Mensch allein kann die Situation so, wie sie ist und wird, nicht mehr bewältigen. Das macht vielen Angst, was sie gleichzeitig daran hindert, notwendige Veränderungen anzugehen. Ein solches Verhaltensmuster sehen wir in vielen Bereichen, und es bezieht sich nicht nur auf die Anwendung von Technologien in der Pflege. Doch insbesondere in diesem Bereich ist eine versäumte Veränderungsbereitschaft nicht nur ärgerlich, sondern wirkt sich real auf die Leben von unzähligen Menschen aus. Dabei wird möglicherweise außer Acht gelassen, dass die Veränderung, die der Einsatz von Technologien im Alter mit sich bringen würde, gewiss geringer ist als der Umzug in ein Seniorenheim oder die Übernahme der Vollzeitpflege durch Angehörige.

Unsere Gesellschaft braucht also Technologien, damit selbstbestimmtes, gesundes und autonomes Altern möglich ist. Technologien, die entlasten, Technologien, die bedarfsgerecht unterstützen, und allem voran Technologien, die für mehr Sicherheit in unsicheren und belastenden Situationen sorgen. Wir glauben, dass die Technologien, die wir Ihnen in diesem Buch vorgestellt haben – genauso wie diejenigen, die in Zukunft noch kommen werden –, einen großen Beitrag dazu leisten, dass die Pflege wieder das wird und bleibt, was sie sein sollte: ein menschenzentrierter Beruf, damit pflegebedürftige Personen gut versorgt sind und Angehörige ruhiger schlafen können und nicht aufgrund von Doppel- und Dreifachbelastungen verzweifeln. Und nicht zuletzt, damit ältere Menschen als die Individuen gesehen werden, die sie sind und ihr Leben lang waren – und ihr Leben auch heute entsprechend leben können.

ANHANG

Vorbemerkung: Alle Links in diesem Anhang wurden letztmalig vor der Drucklegung des Buches abgerufen.

LINKS UND KONTAKTE

Virtuelle Museums- und Konzertbesuche sind schon lange keine Zukunftsmusik mehr. Das Gleiche gilt zum Beispiel auch für Gottesdienste. Ebenso kann man sich zu allen möglichen Themen online beraten lassen und gesellschaftliche Kontakte pflegen. Da das Angebot bereits sehr groß ist, haben wir Ihnen in diesem Anhang eine nicht vollständige, aber beispielhafte Auflistung zusammengestellt.

KULTURELLES, GOTTESDIENSTE
- **Virtuelle Konzerte:**
  - Berliner Philharmoniker: www.digitalconcerthall.com/de/home
  - Elbphilharmonie: www.elbphilharmonie.de/de/mediathek/tag/elphiathome

- **Virtuelle Museumsbesuche:**
  - Google Arts and Culture: Dort gibt es ein sehr großes Angebot mit niederschwelligem Zugang. Jeden Tag findet man kuratierte Inhalte und Spiele und kann Museen und Kunst auf der ganzen Welt entdecken (https://artsandculture.google.com/).
  - Vatikanische Museen: www.museivaticani.va/content/museivaticani/de/collezioni/musei/tour-virtuali-elenco.html
  - Louvre: www.louvre.fr/en/visites-en-ligne
  - British Museum: https://britishmuseum.withgoogle.com/
  - Uffizien Florenz: www.virtualuffizi.com/de/virtuelle-tour.html
- **Virtueller Gottesdienst:** Verschiedene Gemeinden bieten Live-Übertragungen von Gottesdiensten an, zum Beispiel https://fernsehen.katholisch.de/fernsehgottesdienste/streaming. Hier sollten Sie ebenfalls das Angebot in Ihrer Region überprüfen.

HIER KÖNNEN SIE SICH INFORMIEREN

Falls Sie sich für diese Angebote nicht begeistern können, weil Sie sich vielleicht noch gar nicht fit genug im Umgang mit Laptops, Tablets oder Smartphones fühlen, dann können Sie auch daran etwas ändern! Es gibt verschiedene Initiativen, die Kurse oder Unterstützungsangebote zur Handhabung dieser technischen Geräte anbieten. Sie finden in Präsenz oder sogar ebenfalls online statt. Beispielhaft sind folgende Anbieter zu nennen:

- Digital-Cafés: Informieren Sie sich auch hier über Angebote in Ihrer Region. Weiterhelfen kann zum Beispiel der örtliche Senioren(bei)rat.
- Digitaler Engel: www.digitaler-engel.org
- Wege aus der Einsamkeit: www.wegeausdereinsamkeit.de/termine/
- DigitalPakt Alter: www.digitalpakt-alter.de

Darüber hinaus kann die Vernetzung in der direkten Nachbarschaft mit höherem Alter und Mobilitätseinschränkungen immer wichtiger werden. Auch hier gibt es verschiedene Anbieter, die den Kontakt erleichtern können und die es sich zum Ziel gemacht haben, die digitale Teilhabe aller zu erhöhen, zum Beispiel:

- Seniorenbüros und ähnliche lokale Angebote: www.b-b-e.de
- Digital-Kompass: www.digital-kompass.de
- Anwendung, die lokale Angebote für Menschen im Alter übersichtlich aufbereitet: https://gut-versorgt-in.de/
- Soziales Netzwerk mit Fokus auf Quartier und Nachbarschaft, welches je nach Standort gepflegt wird beziehungsweise verfügbar ist: https://nebenan.de
- Wer sich an der Entwicklung digitaler Hilfsmittel beteiligen will, kann sich bei www.civic-coding.de umschauen. Dort sollen »KI-Anwendungen sozial, nachhaltig und partizipativ« mitgestaltet werden können.

RATSCHLAG-ECKE UND WAS SONST NOCH WICHTIG IST

An dieser Stelle möchten wir final noch einige Informationen bereitstellen, die wir für wichtig halten, auf die wir hier aber nicht näher eingehen wollen. Wir können Ihnen allgemein empfehlen, sich genauer über die Optionen zu informieren, die gerade oder in Zukunft absehbar für Sie selbst oder Ihre Angehörigen wichtig sind. Das Internet ist ein toller Ort zur Informationsbeschaffung, aber manchmal braucht man eben einen Startpunkt. Den versuchen wir Ihnen hiermit – beispielhaft – für verschiedene Bereiche zu geben:

- telefonische Hilfe bei Einsamkeit: www.silberdraht.tel
- Hilfeseite zum Thema »Polymedikation« mit Checkliste zu potenziell gefährlichen Medikamenten für über 65-Jährige: www.aok.de/gp/wirtschaftliche-verordnung/priscus-liste
- Hilfeseite, um die richtige digitale Pflegeanwendung zu finden: www.zukunftszentrum-brandenburg.de/digitales-pflegeportal/
- Seite zu aktuellen Veranstaltungen rund um das Thema »Pflege und Digitalisierung«: https://miteinander-durch-innovation.de/
- Zukunft der Pflege mit stärkerem Forschungsfokus: www.pflegeinnovationszentrum.de/sammelband/
- Um Pflegestützpunkte und *Living Labs* zu finden, bei denen Sie die Technik selbst testen können, geben Sie zum Beispiel folgende oder ähnliche Stichworte in Ihre Suchmaschine ein:
  - Pflegedigital@bw
  - Leben-pflege-digitalkompetenz
  - Barrierefrei leben e. V.
  - barrierefreies Wohnen in ... (gewünschte Stadt eingeben)
  - Gute Hoffnung Smart-Haus, Oberhausen

- TruDi-Bus, FH Hof für Bayern, Baden-Württemberg, Nordrhein-Westfalen
- Haus der Zukunft, Berlin
- LAAL-Netzwerk Saar e. V., Saarbrücken
- FH Kempten, Bus für Bayern
- PflegeDigital@BW, Steinbeis Transferzentrum Soziale und Technische Innovation, Tübingen, Bus für Baden-Württemberg
- GGT Deutsche Gesellschaft für Gerontotechnik mbH

Wer bei der eigenen Recherche im Internet nicht weiterkommt oder auch einfach weitere Beratungsmöglichkeiten in Anspruch nehmen möchte, kann sich zum Beispiel an örtliche Technik- und Pflegeberater, Wohnberatungsstellen oder Pflegestützpunkte wenden, die man in der Regel über die Suchmaschine findet.

ANMERKUNGEN

1   Kuhlmey, Adelheid (2017): Alter neu denken, www.charite.de/forschung/
    themen_forschung/2017/alter_neu_denken/.

2   Rupprecht, Roland (2008): Psychologische Theorien zum Alternsprozess,
    Gerontopsychologie, Springer: 13–25.

3   Falkenstein, Michael, Poschadel, Sebastian, Wild-Wall, Nele, und
    Hahn, Melanie (2011): Kognitive Veränderungen im Alter und ihr
    Einfluss auf die Verkehrssicherheit älterer Verkehrsteilnehmer: Defizite,
    Kompensationsmechanismen und Präventionsmöglichkeiten, *Applied
    Research in Psychology and Evaluation* (5).

4   Kessler, Eva-Marie, und Warner, Lisa Marie (2022): *Age ismus.
    Altersbilder und Altersdiskriminierung in Deutschland. Im Auftrag der
    Antidiskriminierungsstelle des Bundes,* www.antidiskriminierungsstelle.de/
    SharedDocs/forschungsprojekte/DE/Studie_Ageismus_Altersdiskr_Dtl.
    html.

5   Ellermann, Renata (2014): *Aktiv Altern: Eine ethische Einschätzung des
    politischen Konzepts »Active Ageing«,* Diplomica Verlag.

6   Cavan, Ruth S., Burgess, Ernest W., Havighurst, Robert J., und Goldhamer,
    Herbert (1949): *Personal adjustment in old age.* Science Research Associates,
    Inc.; Havighurst, R. J., und Albrecht, R. (1953): *Older people,* Longmans,
    Green.

7   Longino jr., Charles F., und Kart, Cary S. (1982): Explicating activity theory:
    a formal replication, *Journal of Gerontology* 37: 713–722.

8   Thiele, Gisela (2017): Drei zentrale Alterstheorien bis 1990: Aktivitäts-,
    Disengagement- und Kontinuitätstheorie, www.altenarbeit.info/aktivitaets-
    disengagement-und-kontinuitaetstheorie.html.

9   Cumming, Elaine, und Henry, William E. (1961): *Growing old,* Basic
    Books.

10 Havighurst, Robert J. (1963): *Dominant concerns of the life cycle,* Verlag für
    Psychologie, Festschrift für Charlotte Buhler, Hogrefe.

11 Atchley, Robert C. (1989): A continuity theory of normal aging, *The
    Gerontologist* 29 (2): 183–190.

12 »Die altersbedingte Makuladegeneration (auch altersbezogene oder
    altersabhängige Makuladegeneration, kurz: AMD) ist die Hauptursache
    schwerer Sehbehinderung bei Menschen über 60 Jahren in der westlichen
    Welt. Dabei gehen Sehzellen in der Netzhautmitte, die scharfes und farbiges
    Sehen vermitteln, zugrunde« (ICD-10).

13 Deutsche Alzheimer Gesellschaft (2022): Anzahl der Demenzkranken in
    Deutschland nach Alter und Geschlecht im Jahr 2021 (in 1 000), Statista,
    https://de.statista.com/statistik/daten/studie/246028/umfrage/anzahl-der-
    demenzkranken-in-deutschland-nach-alter-und-geschlecht/.

14 Prävalenz: Gesamtanzahl an diagnostizierten Fällen in einer Population zu
    einem bestimmten Zeitpunkt.

15 OPEN AI KI DALL-E, Stand März 2023.

16 Rothermund, Klaus, und Mayer, Anne-Kathrin (2009): *Altersdiskriminierung: Erscheinungsformen, Erklärungen und Interventionsansätze*, W. Kohlhammer Verlag.

17 Kessler und Warner, a. a. O.

18 Bucksteeg, Pascal (2020): Wenn ältere Angehörige weit weg wohnen, ntv, www.n-tv.de/leben/Wenn-aeltere-Angehoerige-weit-weg-wohnen-article21465475.html; N. N. (2024): Distance Caregiving – Was können Betroffene tun?, Pflegeberatung.de, www.pflegeberatung.de/pflegeanspruch/fuer-pflegende-angehoerige/vereinbarkeit-von-pflege-und-beruf/distance-caregiving-was-koennen-betroffene-tun.

19 N. N. (2022): Väter von Erstgeborenen sind im Schnitt 33,2 Jahre alt, destatis, www.destatis.de/DE/Presse/Pressemitteilungen/Zahl-der-Woche/2022/PD22_21_p002.html#:~:text=WIESBADEN%20%E2%80%93%20Im%20Jahr%202020%20waren,Anlass%20des%20Vatertages%20am%2026.

20 Techtmann, Gero (2015): Die Verweildauern sinken. Statistische Analysen zur zeitlichen Entwicklung der Verweildauer in stationären Pflegeeinrichtungen, https://alters-institut.de/wp-content/uploads/2020/08/Alters-Institut-Die-Verweildauern-sinken-2015.pdf.

21 Rothgang, Heinz, und Müller, Rolf (2023): *Barmer Pflegereport 2023, Pflegebedürftige im Krankenhaus,* Schriftenreihe zur Gesundheitsanalyse – Band 44, www.barmer.de/resource/blob/1247448/7532f52aba867d217124 39e492c675b4/dl-pflegereport-2023-data.pdf.

22 Statistisches Bundesamt (2023): Sterbefälle und Lebenserwartung. Entwicklung der Lebenserwartung in Deutschland seit 1871/1881, www.destatis.de/DE/Themen/Gesellschaft-Umwelt/Bevoelkerung/Sterbefaelle-Lebenserwartung/sterbetafel.html.

23 Statistisches Bundesamt (2023): Altenquotient in Deutschland von 1991 bis 2022, 13.12.2023, Statista, https://de.statista.com/statistik/daten/studie/549334/umfrage/altenquotient-in-deutschland/.

24 Statistisches Bundesamt (2022): Bevölkerung. Zukünftige Bevölkerungsentwicklung, www.destatis.de/DE/Themen/Querschnitt/Demografischer-Wandel/Aspekte/demografie-bevoelkerungsentwicklung.html.

25 Statistisches Bundesamt (2024): Bevölkerung. Mehr Pflegebedürftige, https://www.destatis.de/DE/Themen/Querschnitt/Demografischer-Wandel/Hintergruende-Auswirkungen/demografie-pflege.html#:~:text=Bev%C3%B6lkerung%20Mehr%20Pflegebed%C3%BCrftige&text=Im%20Dezember%202021%20waren%20es,Anstieg%20der%20Zahl%20der%20Pflegebed%C3%BCrftigen.

26 Hüther, Michael, und Kochskämper, Susanna (2018): Pflegenotstand – so viele Fachkräfte fehlen wirklich. Institut der Deutschen Wirtschaft, Pressekonferenz, www.iwkoeln.de/fileadmin/user_upload/Presse/Presseveranstaltungen/2018/IW-Koeln_Pressekonferenz_Pflege_Materialien_20180906.pdf.

27 N. N. (2020): Ping An Healthcare hat eine lukrative Gesundheitsplattform, Fuchsbriefe.de, www.fuchsbriefe.de/vermoegen/aktien/ping-an-healthcare-hat-eine-lukrative-gesundheitsplattform.

28 N. N. (2020): Ping An: Gefahr aus China für den deutschen Markt?, Versicherungsbote.de, https://www.versicherungsbote.de/id/4888870/Ping-An-Gefahr-aus-China-fur-den-deutschen-Markt/#post_chapter_all.

29 Werner, Kathrin (2017): Sun City. Rentner unter sich, 21.12.2017, www.sueddeutsche.de/geld/sun-city-rentner-unter-sich-1.3799537.

30 Heissenberg, Claudia (2015): Das niederländische Demenzdorf de Hogeweyk. Zu Hause im Vergessen, www.deutschlandfunkkultur.de/das-niederlaendische-demenzdorf-de-hogeweyk-zu-hause-im-100.html#:~:text=Im%20niederl%C3%A4ndischen%20St%C3%A4dtchen%20Hogeweyk%20gibt,einstige%20Leben%20der%20Bewohner%20angepasst.

31 Waleczek, Torben (2013): Die Kanzlerin und das Internet. Merkels »Neuland« wird zur Lachnummer im Netz, www.tagesspiegel.de/politik/merkels-neuland-wird-zur-lachnummer-im-netz-4403470.html.

32 Großkortenhaus, Marvin (2020): Eine kurze Geschichte des Internets, https://blog.hubspot.de/marketing/geschichte-des-internets.

33 DIVSI (2016): DIVSI Internet-Milieus 2016. Die digitalisierte Gesellschaft in Bewegung, www.divsi.de/wp-content/uploads/2016/06/DIVSI-Internet-Milieus-2016.pdf.

34 Amersdorffer, Daniel, Bauhuber, Florian, und Oellrich, Jens (2010): Das Social Web – Internet, Gesellschaft, Tourismus, Zukunft, in Amersdorffer, Daniel, et al. (Hg.): *Social Web im Tourismus: Strategien – Konzepte – Einsatzfelder,* Springer: 3–16; Papsdorf, Christian (2013): *Internet und Gesellschaft. Wie das Netz unsere Kommunikation verändert,* Campus.

35 Berg, Achim, Lewe, Markus, Welskop-Deffaa, Eva Maria, und Richter, Markus (2022): Digitaltag 2022: Digitalisierung erleben, Deutscher Caritasverband e. V., 21.6.2022, www.caritas.de/presse/pressemeldungen-dcv/mehrheit-der-deutschen-sieht-digitalisierung-als-chance-aabdc8ac-aeb9-4f1a-94cf-2600d45a49e3.

36 Wolf, Klaus, Munsch, Chantal, Dollinger, Bernd, und Mayerle, Michael (2013): *Digitale Teilhabe, SIEGEN: SOZIAL –Analysen, Berichte, Kontroversen (SI: SO),* 1/2013.

37 Kempf, Matthias (2013): Digitale Teilhabe und UN-Behindertenrechtskonvention, in Wolf et al., a. a. O.: 16–23.

38 Der Turing-Test (1950 von Alan Turing entwickelt) gilt als bestanden, wenn jemand fünf Minuten lang mit einer KI beziehungsweise einem Computer, also einer Maschine, kommuniziert, ohne dabei zu merken, dass der Interaktionspartner kein Mensch ist. N. N. (2023): Wissenschaft. Neun Meilensteine der künstlichen Intelligenz, *National Geographic,* 25.4.2023, www.nationalgeographic.de/photography/2023/04/neun-meilensteine-der-kuenstlichen-intelligenz.

39 Hernandez, Rosalba, Bassett, Sarah M., Boughton, Seth W., Schuette, Stephanie A., Shiu, Eva W., und Moskowitz, Judith T. (2018): Psychological Well-Being and Physical Health: Associations, Mechanisms, and Future Directions, *Emotion Review,* 10 (1): 18–29, https://doi.org/10.1177/1754073917697824.

40 Linnemann, Gesa Alina, Löhe, Julian, und Rottkemper, Beate (2023): Bedeutung von Künstlicher Intelligenz in der Sozialen Arbeit, *Soziale Passagen*, 15: 197–211, https://doi.org/10.1007/s12592-023-00455-7.

41 Heilmann, Felix (2024): KI-Apps für Blinde, *nimm! netzwerk inklusion mit medien*, www.inklusive-medienarbeit.de/tool-tipp-ki-apps-fuer-blinde/.

42 Natural Language Processing (nicht zu verwechseln mit dem Neurolinguistischen Programmieren, das ebenfalls mit den Buchstaben NLP abgekürzt wird) ist wiederum eine Unterform des Deep Learnings, bei dem neuronale Netzwerke mit vielen Schichten verwendet werden, um abstrakte Merkmale aus Daten zu erkennen – Sie merken, es wird komplizierter ...

43 GPT ist die Abkürzung für *Generative Pre-trained Transformer* (etwa: »Generativer vortrainierter Transformer«), AI steht für *Artificial Intelligence* (»Künstliche Intelligenz«).

44 Nuseir, Mohammed T., Alkurdi, Barween, Alshurideh, Muhammad Turki, und Alzoubi, Haitham M. (2021): Gender Discrimination at Workplace: Do Artificial Intelligence (AI) and Machine Learning (ML) Have Opinions About It, *The International Conference on Artificial Intelligence and Computer Vision*: 301–316, Springer International Publishing.

45 Carstensen, Tanja, und Ganz, Kathrin (2023): *Gender, Künstliche Intelligenz und die Arbeit der Zukunft. Eine Analyse der Aushandlungsprozesse in wissenschaftlichen, medialen und politischen Diskursen und der Möglichkeiten (betrieblicher) Gestaltung*, HBS-Forschungsförderung Working Paper Nr. 274, www.boeckler.de/de/boeckler-impuls-vom-algorithmus-diskriminiert-47283.htm.

46 Kluckert, Daniela (2023): Künstliche Intelligenz diskriminiert oft Frauen (Gastkommentar), *Handelsblatt*, 3.1.2023, www.handelsblatt.com/meinung/gastbeitraege/gastkommentar-kuenstliche-intelligenz-diskriminiert-oft-frauen/28863364.html.

47 Das Kofferwort »Chatbot« setzt sich aus den englischen Wörtern *to chat* (sich unterhalten) und *robot* (Roboter) zusammen. Ein Chatbot ist also einfach ausgedrückt ein Roboter, mit dem man sprechen kann.

48 Als »Prompt« bezeichnet man die Anweisungen, die man KI-gestützten Sprachmodellen gibt. Auf Basis eines Prompts wird die Antwort des Sprachmodells generiert.

49 N. N. (2020): In der Praxis: Künstliche Intelligenz im Sport, FinTechCube, https://fintechcube.medium.com/in-der-praxis-k%C3%BCnstliche-intelligenz-im-sport-c07bb026d3c7.

50 Richardson, Alexander, Robbins, Cason B., Wisely, Clayton E., Henao, Ricardo, Grewal, Dilraj S., und Fekrat, Sharon (2022): Artificial intelligence in dementia, *Current Opinion in Ophthalmology*, 33 (5): 425–431.

51 Schroeter, Matthias (2023): AI detects rare forms of dementia, Max-Planck-Gesellschaft, www.mpg.de/19728729/0111-nepf-ai-detects-rare-forms-of-dementia-149575-x.

52 N. N. (o. D.): Projekte. BMBF-Förderprogramm Repositorien und KI-Systeme im Pflegealltag nutzbar machen, ProKIP, https://prokip.care/projekte/.

53 Eggert, Simon, Garay, Sandra, Sulmann, Daniela, und Teubner, Christian (2019): ZQP-Report Pflege und digitale Technik, www.zqp.de/wp-content/uploads/ZQP-Report-Technik-Pflege.pdf.

54 Mack, Jessica (2019): Arbeitswelt 4.0. Studie Digitale Assistenzsysteme in produzierenden Unternehmen – Wissensdefizite verhindern den Durchbruch, Fraunhofer IAO Social Media, https://blog.iao.fraunhofer.de/arbeitswelt-4-0-studie-digitale-assistenzsysteme-in-produzierenden-unternehmen-wissensdefizite-verhindern-den-durchbruch/.

55 Jung, Alexander, und Schmergal, Cornelia (2018): Familienschicksal. Wenn Eltern alt werden, 2.2.2018, www.spiegel.de/spiegel/pflegenotstand-wenn-die-eltern-alt-werden-sind-viele-familien-ueberfordert-a-1190418.html.

56 N. N. (2024): Assistenzsysteme, Bundesministerium für Wirtschaft und Klimaschutz, www.mittelstand-digital.de/MD/Navigation/DE/Themen/Mensch-Digitalisierung/Assistenzsysteme/assistenzsysteme.html.

57 N. N. (2021): Todesursachenstatistik 2020: Zahl der Todesfälle um 4,9 % gestiegen, Pressemitteilung 505 vom 4.11.2021, Destatis, www.destatis.de/DE/Presse/Pressemitteilungen/2021/11/PD21_505_23211.html.

58 Karar, Mohammed Esmail, Shehata, Hazem Ibrahim, und Reyad, Omar (2022): A survey of IoT-based fall detection for aiding elderly care: sensors, methods, challenges and future trends, *Applied Sciences,* 12 (7): 3276, https://doi.org/10.3390/app12073276; Pang, Ivan, Okubo, Yoshiro, Sturnieks, Daina, Lord, Stephen R., und Brodie, Matthew A. (2019): Detection of near falls using wearable devices: a systematic review, *Journal of Geriatric Physical Therapy,* 42 (1): 48–56, https://doi.org/10.1519/JPT.0000000000000181.

59 Braun, A., Kirchbuchner, F., und Wichert, R. (2016): Ambient assisted living, in: *eHealth in Deutschland,* Springer Vieweg: 203–222.

60 Snyder Mick, Conny, und Middlebrook, Geoffrey (2015): Asynchronous and synchronous modalities, in Hewett, Beth L., und DePew, Kevin E. (Hg.): *Foundational Practices of Online Writing Instruction,* Parlor Press: 129–148.

61 Hinneburg, Iris (2014): Dehydration. Gefahr im Alter, *Pharmazeutische Zeitung,* 28.10.2014, www.pharmazeutische-zeitung.de/ausgabe-442014/gefahr-im-alter/.

62 Der Begriff »Dekubitusprophylaxe« bezeichnet die Vorbeugung von Druck-geschwüren (auch bekannt als »Wundliegen«). Er umfasst verschiedene Maßnahmen (Positionswechsel, Verwendung von speziellen Matratzen und Sitzkissen, Hautpflege sowie die Kontrolle von Risikofaktoren wie beispiels-weise Mangelernährung oder Inkontinenz). Ziel ist es, die Entstehung von Dekubitus zu verhindern oder zu minimieren, um Betroffene vor Schmer-zen, Infektionen und anderen Komplikationen zu schützen.

63 Seligman, Martin E. P., Steen, Tracy A., Park, Nansook, und Peterson, Christopher (2005): Positive Psychology Progress: Empirical Validation of Interventions, American Psychologist 60 (5): 410–421.

64 Grün: alles in Ordnung. Gelb: Es gab einen Vorfall, der aber schon bearbeitet wird. Rot: Notfall.

65 Abdullah, Fazil, und Ward, Rupert (2016): Developing a General Extended Technology Acceptance Model for E-Learning (GETAMEL) by analysing commonly used external factors, *Computers in Human Behavior,* 56:

238–256; Chang, Man Kit, und Cheung, Waiman (2001): Determinants of the intention to use Internet/WWW at work: A confirmatory study, *Information & Management* 39 (1): 1–14.

66 Vgl. zum Beispiel N. N. (2024): Durchschnittlicher Zahlbetrag der gesetzlichen Altersrenten in Deutschland von 1992 bis 2022 (in Euro/ Monat) nach Geschlecht, Statista, 3.1.2024, https://de.statista.com/statistik/ daten/studie/445123/umfrage/monatlicher-zahlbetrag-der-altersrenten-in-deutschland-nach-geschlecht/.

67 VIVAIcare sowie die VIVAI Software AG werden von einer der Autorinnen dieses Buchs geleitet. Für weitere Informationen siehe https://vivai.care/.

68 Stangl, Werner (2024): Eintrag »Media Equation«, Online Lexikon für Psychologie & Pädagogik, https://lexikon.stangl.eu/16681/media-equation#:~:text=Media%20Equation%20ist%20ein%20Begriff,oder%20 sogar%20boshaftes%20Verhalten%20unterstellt.

69 Bendig, Eileen, Erb, Benjamin, Schulze-Thuesing, Lea, und Baumeister, Harald (2022): The Next Generation: Chatbots in Clinical Psychology and Psychotherapy to Foster Mental Health – A Scoping Review, *Verhaltenstherapie* 32 (Suppl. 1): 64–76; Su, Ming-Hsiang., Wu, Chung-Hsien, Huang, Kun-Yi., Hong, Qian-Bei, und Wang, Hsin-Min (2017): A chatbot using LSTM-based multi-layer embedding for elderly care, *2017 International Conference on Orange Technologies (ICOT)*, Dezember 2017: 70–74, www.researchgate.net/publication/324487466_A_chatbot_using_ LSTM-based_multi-layer_embedding_for_elderly_care.

70 Lange Zeit lag der Fokus der Psychologie auf der Behebung menschlicher Probleme. Die Positive Psychologie ist der Gegenent-wurf dazu und befasst sich mit der Erforschung von Grundlagen eines guten Lebens und den Bedingungen von menschlichem Wohl-befinden.

71 N. N. (o. D.): Positive Psychologie, Universität Zürich, Psychologisches Institut (Hg.), www.positive-psychologie.ch/?page_id=24.

72 Seligman et al., a. a. O.

73 Trümper, Arno (2023): Psychotherapie. Auf dem Land wartet man bis zu einem Jahr, 9.4.2023, www.tagesschau.de/inland/gesellschaft/psychotherapie-platz-101.html.

74 Herscovici, Iris, und Hörburger, Anita (2018): So wichtig ist das Arbeiten mit Biografien als Gedächtnisstütze, Demenzportal, https://demenz-portal.at/ aktuelles/so-wichtig-ist-das-arbeiten-mit-biografien-als-gedaechtnisstuetze/.

75 Wolters, Maria K., Kelly, Floria, und Kilgour, Jonathan (2016): Designing a spoken dialogue interface to an intelligent cognitive assistant for people with dementia, *Health Informatics Journal* 22 (4): 854–866, https://doi. org/10.1177/1460458215593329; Beh, Jeanie, Pedell, Sonja, de Kruiff, Allison, und Reilly, Ann (2022): Alexa, What Day Is It Again? Virtual Assistants Empowering People Living with Dementia at Home, in Rodgers, Paul A. (Hg.): *Design for People Living with Dementia*, Routledge: 108–120.

76 Bundesministerium für Gesundheit (2023): Digitalisierung im Gesundheitswesen, 30.8.2023, www.bundesgesundheitsministerium.de/ themen/digitalisierung/digitalisierung-im-gesundheitswesen.html.

77 Janson, Matthias (2023): Das E-Rezept nimmt Fahrt auf, die EPA schwächelt noch, Statista, 20.11.2023, https://de.statista.com/infografik/31287/elektronisches-rezept-und-elektronische-patientenakte-in-deutschland/ (abgerufen am 21.4.2024).

78 Bundesministerium für Gesundheit (2024): Elektronisches Rezept (E-Rezept), www.bundesgesundheitsministerium.de/e-rezept.

79 N. N. (o. D.): Die elektronische Patientenakte (ePA). Die Entwicklung nach Inkrafttreten des Patientendaten-Schutz-Gesetzes, Der Bundesbeauftragte für den Datenschutz und die Informationsfreiheit (BfDI), www.bfdi.bund.de/DE/Buerger/Inhalte/GesundheitSoziales/eHealth/elektronische Patientenakte.html.

80 Bundesministerium für Gesundheit (2023): Lauterbach: Elektronische Patientenakte ab Ende 2024 für alle verbindlich, www.bundesgesundheitsministerium.de/presse/interviews/interview/fas-030324-elektronische-patientenakte; Bitkom (2022): Umfrage zur Nutzung und Verbreitung der elektronischen Patientenakte bei Ärzt:innen in Deutschland im Jahr 2022, Statista, https://de.statista.com/statistik/daten/studie/1352923/umfrage/nutzung-und-verbreitung-der-elektronischen-patientenakte-bei-aerztinnen/.

81 Cascorbi, Ingolf (2014): Arzneimittelinteraktionen: Prinzipien, Beispiele und klinische Folgen, ärzteblatt.de, www.aerzteblatt.de/archiv/160376/Arzneimittelinteraktionen-Prinzipien-Beispiele-und-klinische-Folgen.

82 Hüttemann, Daniela (2022): AMTS. Aktuelle Zahlen zur Polymedikation, *Pharmazeutische Zeitung,* www.pharmazeutische-zeitung.de/aktuelle-zahlen-zur-polymedikation-135224/.

83 Brunner, Frank (2023): Bei Polymedikation den Überblick behalten!, *ÄrzteZeitung,* 8.9.2023, www.aerztezeitung.de/Kooperationen/Bei-Polymedikation-den-Ueberblick-behalten-442641.html.

84 Wissenschaftliche Dienste (2020): Zu unerwünschten Arzneimittel-wirkungen. Meldeverfahren und Zahlen, Deutscher Bundestag, 17.11.2020, www.bundestag.de/resource/blob/808474/772decd8c74534b81a77f4798d4c0ed8/WD-9-094-20-pdf-data.pdf.

85 Ainslie, Jillian (2021): Polypharmazie – Ist weniger mehr? Wie die Einnahme von mehreren Medikamenten nach hinten losgehen kann, 30.12.2021, www.medirocket.de/karrieremagazin/details/polypharmazie--ist-weniger-mehr; N. N. (2024): Polymedikation: Ein tödliches Durcheinander, DocCheck News, www.doccheck.com/de/detail/articles/506-polymedikation-ein-toedliches-durcheinander.

86 Klatt, Robert (2022): Daten der Barmer Ersatzkasse. Digitale Medikamenten-Erfassung könnte 70 000 Todesfälle verhindern, *Forschung und Wissen,* 5.10.2022, www.forschung-und-wissen.de/nachrichten/medizin/digitale-medikamenten-erfassung-koennte-70.000-todesfaelle-verhindern-13376731.

87 N. N. (2024): Notfalldaten. Einfach da, wenn es darauf ankommt, gematik GmbH, www.gematik.de/anwendungen/notfalldaten.

88 N. N. (2024): Stand der Digital-Health-Entwicklung in 17 untersuchten Ländern, Bertelsmann Stiftung, www.bertelsmann-stiftung.de/de/unsere-

projekte/der-digitale-patient/projektthemen/smarthealthsystems/stand-der-digital-health-entwicklung.

89 Bundesministerium für Gesundheit (2023): Telemedizin, 25.8.2023, www.bundesgesundheitsministerium.de/service/begriffe-von-a-z/t/telemedizin.

90 Neumann, Julius (2024): Umsatz des weltweiten Telemedizin-Marktes von 2020 bis 2022 und eine Prognose für die Jahre 2027 und 2032 (in Milliarden US-Dollar), Statista, https://de.statista.com/statistik/daten/studie/1184597/umfrage/umsatz-des-globalen-telemedizin-marktes/.

91 Hintermeier, Dieter (2018): Warum die digitale Sprechstunde den normalen Arztbesuch nicht ersetzen kann, *Frankfurter Neue Presse,* 28.10.2018, www.fnp.de/hessen/warum-digitale-sprechstunde-normalen-arztbesuch-nicht-ersetzen-kann-10387006.html.

92 Bundesministerium für Gesundheit (2023): Pflegeberatung, www.bundesgesundheitsministerium.de/themen/pflege/online-ratgeber-pflege/pflegeberatung.html.

93 Bundesministerium der Justiz (1994): Sozialgesetzbuch (SGB) – Elftes Buch (XI) – Soziale Pflegeversicherung (Artikel 1 des Gesetzes vom 26. Mai 1994, BGBl. I S. 1014), § 7a Pflegeberatung, www.gesetze-im-internet.de/sgb_11/__7a.html.

94 Bundesinstitut für Arzneimittel und Medizinprodukte (2024): Für DiGA-Hersteller. Wie funktioniert das Fast-Track-Verfahren?, https://diga.bfarm.de/de/diga-hersteller.

95 Bundesinstitut für Arzneimittel und Medizinprodukte (2024): DiGA-Verzeichnis, https://diga.bfarm.de/de/verzeichnis.

96 Bundesministerium für Gesundheit (2024): Digitale Pflegeanwendungen und ergänzende Unterstützungsleistungen, www.bundesgesundheitsministerium.de/themen/pflege/online-ratgeber-pflege/leistungen-der-pflegeversicherung/leistungen-im-ueberblick/digitale-pflegeanwendungen.

97 Wen der Hintergrund interessiert: Bewegungsabläufe, die im Haushalt benötigt werden, sind sehr komplex. Tätigkeiten, wie die Wäsche aufzuhängen, die Spülmaschine auszuräumen oder das Bett zu beziehen, bestehen aus vielen kleinteiligen Bewegungen, die nicht so einfach programmiert werden können. Zudem sind taktile Computerarme, die direkt mit dem Menschen arbeiten, noch enorm teuer (50 000 Euro ist da eher die untere Grenze). Allerdings ist auch nicht absehbar, ob die Robotik durch generative KI kurz- oder mittelfristig enorme Sprünge machen wird.

98 Tesla (o. D.): Optimus – Gen 2, YouTube-Video, www.youtube.com/watch?v=cpraXaw7dyc&t=60s.

99 Adcock, Brad (2024): X-(Twitter-)Post OpenAI + Figure, https://twitter.com/adcock_brett/status/1767913955295744449.

100 Musk, Elon (2024): Important note ..., 15.1.2024, X, https://twitter.com/elonmusk/status/1746970616060580326.

101 Redaktion CHIP (2023): Amazon-Roboter: Wann kommt der Astro endlich zu uns?, *CHIP,* 6.9.2023, www.chip.de/news/Amazon-Roboter-Wann-kommt-der-Astro-endlich-zu-uns_184938737.html.

102 Laban, Guy, Morrison, Val, Kappas, Arvid, und Cross, Emily S. (2022): Informal Caregivers Disclose Increasingly More to a Social Robot Over Time, CHI Conference on Human Factors in Computing Systems Extended Abstracts, New Orleans, April 2022: 1–7.

103 Bünte, Oliver (2023): Studie: Soziale Roboter im Kampf gegen Einsamkeit und Missstimmung, heise online, 5.12.2023, www.heise.de/news/Studie-Soziale-Roboter-helfen-gegen-Einsamkeit-9548884.html.

104 Lorenz, Konrad (1943): Die angeborenen Formen möglicher Erfahrung, *Zeitschrift für Tierpsychologie* 5: 234–409.

105 Geva, Nirit, Uzefovsky, Florina, und Levy-Tzedek, Shelly (2020): Touching the social robot PARO reduces pain perception and salivary oxytocin levels, *Scientific Reports,* 10 (1): 9814; Shibata, Takanori, Hung, Lillian, Petersen, Sandra, et al. (2021): PARO as a Biofeedback Medical Device for Mental Health in the COVID-19 Era, *Sustainability* 13 (20): 11502; Pu, Liui, Moyle, Wendy, und Jones, Cindy (2020): How people with dementia perceive a therapeutic robot called PARO in relation to their pain and mood: A qualitative study, *Journal of Clinical Nursing* 29 (3–4): 437–446.

106 N. N. (o. D.): Eine Therapie-Robbe für demenzkranke Menschen?, www.wissenschaftsjahr.de/2013/die-themen/themen-dossiers/besser-leben-mit-technik/eine-therapie-robbe-fuer-demenzkranke-menschen.html.

107 N. N. (o. D.): Give the Gift of Companionship, Joy For All, https://joyforall.com/.

108 N. N. (2024): For better business just add Pepper, SoftBank Robotics, https://us.softbankrobotics.com/pepper.

109 Fellner, Christian (2023): »Garmi« sorgt für Aufsehen: TU-Robotik-Forschung in Garmisch-Partenkirchen weltweit die Nummer eins, Merkur.de, 21.11.2023, www.merkur.de/lokales/garmisch-partenkirchen/garmisch-partenkirchen-ort28711/robotik-forschung-in-garmisch-partenkirchen-weltweit-an-nummer-eins-92686513.html.

110 N. N. (2018): Hobbit Robot TU Wien, YouTube-Video, www.youtube.com/watch?v=iliIPj5T8pA.

111 Rosenthal-von der Pütten, Astrid M., Schulte, Frank P., Eimler, Sabrina C., et al. (2014): Investigations on empathy towards humans and robots using fMRI, *Computers in Human Behavior* 33: 201–212.

112 Horstmann, Aike C., Bock, Nikolai, Linhuber, Eva, Szczuka, Jessica M., Straßmann, Carolin, und Krämer, Nicole C. (2018): Do a robot's social skills and its objection discourage interactants from switching the robot off?, *PLOS ONE* 13 (7): e0201581; Malinowska, Joanna Karolina (2021): What Does It Mean to Empathise with a Robot?, *Minds and Machines* 31 (3): 361–376.

113 N. N. (o. D.): Virtuelle Realität im Gesundheitswesen, Psylaris, www.psylaris.com/d/blog/virtuelle-realitat-in-der-pflege/.

114 Reese, Gerhard, Stahlberg, Jasmin, und Menzel, Claudia (2022): Digital shinrin-yoku: do nature experiences in virtual reality reduce stress and increase well-being as strongly as similar experiences in a physical forest?, *Virtual Reality* 26: 1245–1255, https://doi.org/10.1007/s10055-022-00631-9.

115 N. N. (o. D.): A Walk Through Dementia, Alzheimer's Research UK, www.alzheimersresearchuk.org/campaigns/awtd/. Das englischsprachige

Video lässt auch Menschen mit geringen oder keinen Sprachkenntnissen auf eindrückliche Weise etwas von der Beklemmung und der Angst der Betroffenen erahnen.

116 Bundesministerium für Bildung und Forschung (o. D.): Pflegebrille 2.0. Steigerung von Qualität, Sicherheit und Zufriedenheit, www.interaktive-technologien.de/projekte/pflegebrille-2.0.

117 Prilla, Michael, Recken, Heinrich, Janßen, Marc, und Schmidt, Alexander (2022): Die Pflegebrille als Instrument der Digitalisierung in der Pflege: Nutzenpotentiale, in Luthe, Ernst-Wilhelm, Müller, Sandra Verena, und Schiering, Ina (Hg.): *Assistive Technologien im Sozial- und Gesundheitssektor. Gesundheit. Politik – Gesellschaft – Wirtschaft*, Springer VS: 735–752, https://doi.org/10.1007/978-3-658-34027-8_29.

118 Linnemann, Gesa Alina, und Linnemann, Patrick (2021): Virtuelle Realität in der Biografiearbeit mit Älteren: Der Einfluss »Virtueller Reisen« auf Wohlbefinden und verbundene Gratifikationsaspekte, in Zerth, Jürgen, Forster, Cordula, Müller, Sebastian, et al. (Hg.): *Konferenzband 1 »Kann digital Pflege?«*, 3. Cluster-Konferenz Zukunft der Pflege, Pflege Professionell, Facultas: 72 ff.; Linnemann, Gesa Alina, und Tappe, Eik-Henning (2023): Intergenerative Begegnungsräume in virtueller Realität, *ProAlter* 2: 30–34.

119 Davis, Fred D. (1989): Perceived Usefulness, Perceived Ease of Use, and User Acceptance of Information Technology, *MIS Quarterly* 13 (3): 319–340, https://doi.org/10.2307/249008.

120 Dahlberg, Lena, McKee, Kevin J., Frank, Amanda, und Naseer, Mahwish (2022): A systematic review of longitudinal risk factors for loneliness in older adults, *Aging and Mental Health* 26 (2): 225–249, https://pubmed.ncbi.nlm.nih.gov/33563024/.

121 Schobin, Dr. Janosch, Arriagata, Céline, Gibson-Kunze, Martin, und Wilke, Yvonne (2023): *Einsamkeitsbarometer, Pilotbericht, KNE Forschung 01/2023*, Kompetenznetz Einsamkeit, https://kompetenznetz-einsamkeit.de/publikationen/kne-expertisen/kne-forschung-01.

122 Nöthen, Manuela (2011): Hohe Kosten im Gesundheitswesen: Eine Frage des Alters?, Statistisches Bundesamt: *Wirtschaft und Statistik*, Juli 2011: 665–675, www.destatis.de/DE/Methoden/WISTA-Wirtschaft-und-Statistik/2011/07/frage-alter-072011.pdf?__blob=publicationFile.

123 Mozilla (2022): Top Mental Health and Prayer Apps Fail Spectacularly at Privacy, Security, 2.5.2022, https://foundation.mozilla.org/en/blog/top-mental-health-and-prayer-apps-fail-spectacularly-at-privacy-security/.

124 Diese Diskrepanz nennt sich auch »Privacy Paradox«. Vgl. N. N. (2024): Privacy Paradox, KIT, Karlsruher Institut für Technologie, https://secuso.aifb.kit.edu/951.php.

125 Meng-Schneider, Nicole, Yasa Kostas, Rabia, Vaniea, Kami, und Wolters, Maria K. (2023): Multi-User Smart Speakers – A Narrative Review of Concerns and Problematic Interactions, *Extended Abstracts of the 2023 CHI Conference on Human Factors in Computing Systems* 213, April 2023: 1–7, https://doi.org/10.1145/3544549.3585689.

126 N. N. (2023): Bin beim Arzt, https://medgate.de.

127 N. N. (2024): Tschüss Wartezimmer. Hallo Online-Arzt, www.teleclinic.com/.

128 Kraft, Felix, und Wockel, Christoph (2023): EU AI Act – ein Fahrplan. Der EU AI Act kommt. Was heißt das für Sie und welche Schritte sollten Sie bereits jetzt einleiten?, EY, 17.7.2023, www.ey.com/de_de/forensic-integrity-services/eu-ai-act-ein-fahrplan.

129 VIVAI/Kantar Telquest (2024): *So möchte ich im Alter leben. Mit Digitalisierung den dritten Lebensabschnitt gestalten,* https://vivai.care/wp-content/uploads/2024/05/Studie-So-moechte-ich-im-Alter-leben.pdf.

130 Sozialgesetzbuch (SGB XI), Elftes Buch, Soziale Pflegeversicherung, § 7b SGB XI, www.sozialgesetzbuch-sgb.de/sgbxi/7b.html.

131 Rothgang und Müller, a. a. O.

132 Bundesministerium für Gesundheit (2023): Digitale Pflegeanwendungen und ergänzende Unterstützungsleistungen, www.bundesgesundheitsministerium.de/themen/pflege/online-ratgeber-pflege/leistungen-der-pflegeversicherung/leistungen-im-ueberblick/digitale-pflegeanwendungen.

133 Bundesverband Hausnotruf e. V. (2024): Zahlen & Positionen, www.bv-hausnotruf.de/zahlen-positionen/.

134 N. N. (2024): SwitchBot Bot. Makes any switch smarter in seconds, https://eu.switch-bot.com/products/switchbot-bot.

135 Hier die Links: www.frameo.net und www.nixplay.de.

136 Siehe https://enna.care/.

137 Siehe https://picnic.app/de/, www.flaschenpost.de/ und www.rewe.de/service/online-einkaufen/.

138 GKV (o. D.): Hilfsmittelverzeichnis, https://hilfsmittel.gkv-spitzenverband.de/home.

139 Siehe www.becker-stiftung.de/.

140 Zum Beispiel hier: https://skills4care.de/.

141 Siehe https://gesund.pulsnetz.de/ki-projekt/trudi und https://mutig.pulsnetz.de/.

142 Siehe www.wissensdurstig.de/aus-der-praxis-lernen/.

143 Siehe zum Beispiel www.volkshochschule.de/kurswelt/online-lernen/index.php oder www.coursera.org/.

ÜBER DIE AUTORINNEN

Die Unternehmerin **Dr. Bettina Horster** hat in Deutschland und den USA Informatik studiert. Nach Stationen bei internationalen Unternehmensberatungen und in der Telekommunikation gründete sie 1996 ihr eigenes Unternehmen, die VIVAI AG. Als Pionierin für Digitale Assistenzsysteme für Menschen mit Einschränkungen arbeitet sie seit 2016 daran, die Lebensqualität von Seniorinnen und Senioren zu verbessern. Mit ihrem Produkt VIVAIcare hat Dr. Horster bereits viele Preise und Auszeichnungen gewonnen, u.a. durch die EU-Kommission, UNNGOs Diplomatic Council und die deutsche Standortinitiative »Ort im Land der Ideen«. Für den Preis der Vereinten Nationen war sie in der Endrunde. Die Hongkonger Sozialbehörde hat VIVAICare mehrfach als eines der weltbesten Assistenzsysteme für Seniorinnen und Senioren benannt.

    Prof. Dr. Gesa Linnemann ist Professorin für Sozialpsychologie am Fachbereich Gesundheitswesen der Katholischen Hochschule NRW in Köln. Zuvor war sie als Nachwuchsprofessorin mit Schwerpunkt »Digitalisierung im Alter« an der FH Münster tätig. Als Mitarbeiterin beim Diözesancaritasverband Münster war sie im Referat Altenhilfe und Sozialstationen mit dem Bereich der Digitalisierung in der Altenhilfe betraut. Die diplomierte Psychologin begeistert sich für alle Fragen der Digitalisierung und der Mensch-Technik-Interaktion im Bereich Alter, mit einem Fokus auf den sozialpsychologischen Effekten.

M.Sc. Linda-Elisabeth Reimann, wissenschaftliche Mitarbeiterin in der Arbeitseinheit Arbeitspsychologie an der Westfälischen Wilhelms-Universität Münster, ist Arbeits- und Medienpsychologin sowie Mitglied der Deutschen Gesellschaft für Psychologie (DGPs). Schwerpunkte ihrer Forschung sind die Interaktionen zwischen Menschen und Technologien: das reicht von Sozialen Medien über Videokonferenz-Tools bis hin zu Intelligenten Assistenzsystemen und deren besonderer Bedeutung im Arbeitskontext.